中医专病专科临床实用技术丛书

总主编 唐旭东 黄尧洲 史大卓
协 编 张 昱

呼吸系统疾病验方妙用

主 编 苗 青 赵兰才
编 委 张文江 崔 云 樊茂蓉
　　　　安 喆 曹 雪 罗淑芳

科学技术文献出版社

Scientific and Technical Documents Publishing House

北 京

(京)新登字 130 号

内 容 简 介

中医药治疗呼吸系统疾病具有一定的特色和优势,近年来,随着一些防治呼吸系统疾病有效方药的不断发现和总结,也为临床治疗增添了新的手段和方法。本书在查阅大量文献基础上,经过严格筛选、提炼,并选出理论依据充分、临床实践确有疗效的方剂 110 余首。本书的编写力求突出科学性、实用性和先进性,反映了中医药治疗呼吸病的最新进展和治疗水平,为临床科研和教学提供借鉴,尤其对于临床医生启迪思路,丰富治法,领悟技巧和提高诊治水平大有裨益。亦可供中医爱好者参考。

科学技术文献出版社是国家科学技术部系统惟一一家中央级综合性科技出版机构,我们所有的努力都是为了使您增长知识和才干。

目 录

1→第一章　流行性感冒
1→辨证论治
3→验方妙用
3→1. 柴葛解肌汤
4→2. 解毒凉血汤
5→3. 蓝银汤
6→4. 升降散
7→5. 清凉涤暑方
8→6. 小柴胡汤加减
9→7. 清热解毒饮
10→8. 复方解表清肺饮
11→9. 彭胜权流感经验方
13→第二章　感冒
13→辨证论治
14→验方妙用
14→1. 柴苓葛花汤
15→2. 柴苓防芄汤
16→3. 香羌饮
17→4. 流感2号
19→第三章　支原体肺炎
19→辨证论治
20→验方妙用
20→1. 鱼蛤石花汤
21→2. 清热调肺汤

22→3. 扶正解毒化瘀汤

24→4. 桑皮清肺汤

25→5. 清肺止咳方

26→6. 清解润肺汤

28→第四章 急性支气管炎

28→辨证论治

30→验方妙用

30→1. 锄云止咳汤

31→2. 急支汤

31→3. 加味桑白皮汤

32→4. 清肺饮

33→5. 止嗽散

35→第五章 慢性咳嗽

35→辨证论治

37→验方妙用

37→1. 清肺定咳汤

38→2. 辛润宁肺汤

38→3. 九仙散

39→4. 黛蛤散合小陷胸汤加味(1)

40→5. 金沸草散

41→6. 甘露消毒丹

43→7. 一服散

44→8. 麻黄连翘赤小豆汤加味

46→9. 黛蛤散合小陷胸汤加味(2)

47→10. 柴胡清肺饮

48→11. 锄云止咳汤

49→12. 干咳宁

51→13. 理中丸加味方

53→第六章 咳嗽变异性哮喘

53→辨证论治

54→验方妙用

54→1. 柴朴汤
55→2. 风咳汤
56→3. 顾氏验方
57→4. 补肾宣肺汤
58→5. 苏黄止咳方

62→**第七章 喉源性咳嗽**
62→辨证论治
63→验方妙用
63→1. 木蝴蝶汤
64→2. 桑射汤
65→3. 诃子清咽汤
66→4. 止嗽桑菊方
67→5. 黛蛤栀铃汤
68→6. 利喉止咳汤
70→7. 喉科六味汤

72→**第八章 支气管哮喘**
72→辨证论治
73→验方妙用
73→1. 射干麻黄汤
74→2. 朱家运经验方
76→3. 小柴胡汤合温肺汤
77→4. 清肺渗湿汤
78→5. 小柴胡汤合四逆散汤
79→6. 吴银根经验方
80→7. 真武汤
82→8. 陆拯经验方
84→9. 姜良铎经验方
86→10. 玉屏风散

87→**第九章 慢性阻塞性肺疾病**
87→辨证论治
88→验方妙用

88→1. 金水交泰汤
90→2. 生金散
91→3. 百合地黄汤
92→4. 补肺助阳汤
93→5. 茯苓甘草汤合当归贝母苦参丸
94→6. 降肺平逆汤
96→7. 降肺汤
97→8. 补正合剂
98→9. 清源化痰方
100→10. 肺肾咳喘方
101→11. 加味人参蛤蚧散
102→12. 温阳护卫汤

105→第十章 慢性肺源性心脏病

105→辨证论治
107→验方妙用
107→1. 麻杏二三汤
108→2. 益肺纳肾汤
109→3. 固本汤
110→4. 参芪逐瘀汤
112→5. 肃肺汤
113→6. 苓桂术甘汤加减
114→7. 周仲瑛经验方
115→8. 洪广祥经验方

118→第十一章 肺癌

118→辨证论治
119→验方妙用
119→1. 青蒿鳖甲汤加味
120→2. 养阴清热汤
122→3. 仙鱼汤
123→4. 益气活血方
125→5. 逐水汤

125→6. 参苓白术散

第十二章　支气管扩张

128→第十二章　支气管扩张

128→辨证论治

129→验方妙用

129→1. 补脏益络汤

131→2. 清肺汤

131→3. 加味鱼旱蛋方

133→4. 清金止血汤

134→5. 清热化痰汤

135→6. 咸降通络汤

136→7. 百合膏

137→8. 清肺汤

139→第十三章　肺间质纤维化

139→辨证论治

141→验方妙用

141→1. 晁恩祥治疗肺间质纤维化验方

143→2. 清燥救肺汤加减

143→3. 瓜蒌散加减

143→4. 肾气丸加减

144→5. 补肾通肺逐瘀汤

144→6. 泻肺涤痰逐瘀汤

145→7. 慢性迁延期肺间质纤维化的辨证治疗

146→8. 曹世宏教授治疗肺间质纤维化经验方

148→9. 益肺活血汤

149→10. 肺间质纤维化方

152→第十四章　放射性肺炎

152→辨证论治

153→验方妙用

153→1. 百合固金汤加味

155→2. 三根二花汤药

156→3. 麦门冬汤加减

158→4. 沙参麦冬汤加味
159→5. 加味百合知柏汤
160→6. 益气补肺汤
162→**第十五章 肺结节病**
162→辨证论治
163→验方妙用
163→1. 益气活血解毒法
164→2. 养阴润肺,清热解毒法
166→3. 邵长荣治疗肺结节病验方(1)
168→4. 邵长荣治疗肺结节病验方(2)

第一章 流行性感冒

流行性感冒(influenza,简称流感)是由流行性感冒病毒引起的急性呼吸道传染病,以急起高热、全身酸痛、乏力、伴轻度呼吸道症状为临床特点。由于流感病毒致病力强,易发生变异,使得流感具有突然暴发、迅速蔓延、传播面广、发病率高、人群普遍易感的特点。中医学称流行性感冒(以下简称"流感")为"时行感冒"或"重伤风",中医药在治疗流感的过程中积累了丰富的经验。

辨证论治

1. 风寒束表证

症见恶寒重,发热轻,无汗,头项疼痛,肢节酸痛,鼻塞,声重,喷嚏,流涕,咳嗽,口不渴,或渴喜热饮,苔薄白,脉浮紧。治以辛温解表,宣肺散寒。常用荆防败毒散,由荆芥、防风、淡豆豉、葱白、生姜、前胡、杏仁、桔梗、橘红、甘草、茯苓、川芎、羌独活、蔓荆子、藁本组成。若夹湿用羌活胜湿汤(《内外伤辨惑论》);风寒表实证用麻黄汤;风寒表虚证用桂枝汤,加减:表寒重加麻黄、桂枝;表湿重加羌活、独活或羌活胜湿汤;湿蕴中焦可加苍术、厚朴、半夏;头痛加白芷、川芎;身热较著者加柴胡、薄荷。

2. 风热犯表证

症见恶寒轻,或微恶风,发热较著,头胀痛,面赤,咽喉乳蛾红肿疼痛,鼻塞,喷嚏,流浓稠涕,咳嗽痰稠,口干欲饮,舌边尖红,苔薄黄,脉浮数。治以辛凉解表,宣肺清热。常用方有:①葱豉桔梗汤;②银翘散。常用药:大青叶、蒲公英、草河车、葱白、栀子、豆豉、薄荷、连翘、甘草、荆芥、银花、桔梗、芦根、竹叶、牛蒡子。加减：头胀痛甚加桑叶、菊花；咳嗽痰多加贝母、前胡、杏仁；咳嗽，咯痰黄稠加黄芩、知母、栝楼皮；身热较著加石膏、鸭跖草；乳蛾红肿疼痛加一枝黄花、土牛膝、玄参；热郁寒遏者加石膏、麻黄；风热化燥伤津可加沙参、花粉、梨皮。

3. **暑湿伤表证**

症见发热，微恶风，汗少，汗出热不退，鼻塞流浊涕，头昏重胀痛，胸闷脘痞，泛恶，心烦口渴，小便短赤，口渴黏腻，渴不多饮，苔薄黄腻，脉濡数。治以清暑祛湿解表。常用新加香薷饮，由香薷、扁豆花、厚朴、金银花、连翘、鲜荷叶、鲜芦根组成。加减：暑热盛者加黄连、山栀、青蒿、黄芩；湿困卫表者加豆卷、藿香、佩兰；汗出多者可去香薷；头痛者加桑叶、菊花、白芷；心烦、小便短赤者加竹叶、赤茯苓、六一散；呕恶者加陈皮、半夏、竹茹；胸闷者加厚朴、砂仁；纳呆者加神曲、麦芽、内金。

4. **表寒里热**

症见发热，恶寒，无汗，鼻塞，声重，心烦，口渴，咽痛，咳嗽气急，痰黄黏稠，便秘尿赤，苔黄脉数。治以解表清里，宣肺疏风。常用方有：①麻杏石甘汤；②柴葛解肌汤；③双解汤（《医方集解》）。常用药：麻黄、荆芥、防风、薄荷、黄芩、栀子、石膏、连翘、桔梗、僵蚕、蝉衣。

5. **重症流感**

症见高热不退，神昏谵语，手足抽搐或颈项强直，舌质红绛，脉弦数。治以清心开窍，凉血熄风。常用清宫汤（《温病条辨》），由玄参心、莲子心、竹叶卷心、连翘心、犀角尖（磨，冲）、连心麦冬组成。以此为汤送服：(1)高热者：安宫牛黄丸，1丸，每日2次；(2)昏迷者：至宝丹，每日1～2丸；(3)抽搐者：紫雪丹，每次1管，每日1～2次。另：清开灵注射液20～40ml，加入液体中静滴。

6. **虚体感冒**

(1)气虚感冒：症见恶寒发热，无汗，或热势不高，鼻塞流涕，头痛身楚，咳嗽痰白，咳痰无力，平素神疲体倦，乏力，舌质淡，苔薄白，脉浮无力。治以益气解表，调和营卫。常用参苏饮，由党参、茯苓、甘草、苏叶、葛根、前胡、桔梗、半夏、橘红、枳壳、木香组成。加减：气虚较甚者，亦可用补中益气汤加味；表虚自汗、易感风邪者，可用玉屏风散加减。

(2)阴虚感冒：症见发热，手足心热，微恶风寒，无汗或有汗，或盗汗,头昏心烦,口干,干咳少痰,鼻塞流涕,舌红少苔,脉细数。治以滋阴解表。常用加减葳蕤汤,由玉竹、白薇、葱白、薄荷、豆豉、桔梗、甘草、大枣组成。

(3)阳虚感冒:症见阵阵恶寒,甚至蜷缩寒战,或稍兼发热,无汗或自汗,汗出则恶寒更甚,头痛,骨节酸冷疼痛,面色㿠白,语声低微,四肢不温,舌质淡胖,苔白,脉沉细无力。治以助阳解表。常用再造散,由党参、黄芪、附子、羌活、防风、川芎、细辛、桂枝、白芍、生姜、甘草、大枣组成。

验方妙用

1. 柴葛解肌汤

药物组成 柴胡24g,葛根30g,黄芩12g,生石膏60g,川芎10g,清夏10g,银花30g,大青叶30g,贯众10g,甘草10g,生姜5片为引。

用药方法 以上药物先用凉水浸泡,武火煎5~10分钟,水煎两次,取药液150ml。每次服药50ml,每日3次以上。服药后饮热米粥助汗出,护胃保津。用量可根据病情、体质加减。

适应病证 流行性感冒。流感患者体温≥39.5℃以上,持续高热或微恶风寒,无汗或少汗,头痛,全身肌肉酸痛,烦躁面赤,恶心呕吐,咽红肿,舌红苔黄脉浮数。

病案举例 刘某某,女,42岁,1996年2月15日初诊。症见发热,恶风寒,全身酸痛,面赤烦躁,无汗,头颈部酸痛尤著,乏力纳呆,恶心呕吐。经输液、口服病毒唑、激素、退热药等治疗3天,全身酸痛、恶心呕吐减轻,仍热不退,患者要求服中药治疗。查:体温39.5℃,咽红肿,舌红苔薄黄,脉浮滑数。证属卫气同病,治当解表透邪,清气分之热。药用:柴胡24g,葛根20g,黄芩10g,生石膏60g,川芎10g,清夏6g,银花30g,大青叶30g,贯众10g,甘草10g,生姜5片为引,2剂。煎服方法同上。服1剂后体温降至37.8℃,继服1剂,热退病愈。

验方来源 王新述,崔继宝.柴葛解肌汤化裁治疗流感高热42例.光明中医,1997,12(5):16~17

临证阐释 柴葛解肌汤出自《伤寒六书》。临症化裁治疗流行性感冒高热有良好的疗效,是卫气同病理想的退热剂。方中葛根、川芎驱太

阳之邪外出；柴胡解肌透达少阳之邪，配黄芩以增退热之功效。《本草汇言》云："清肌退热，柴胡最佳，然无黄芩不能凉肌达表。"石膏辛寒清气，为清气分要药；配银花、大青叶、贯众以增清热解毒抗病毒之功。诸药合用，透表清热，表里双解，除三阳之邪，标本兼治，热退后不再回升。临床实践证明，柴胡、石膏大剂量使用，退热快而疗效巩固。现代文献报道，柴胡含皂素，大剂量应用易引起呕吐、血压升高，配以清夏，临床未见不良反应。方中柴胡、石膏、葛根、银花量大力宏，驱邪力盛，多饮勤服，药后啜热粥，养胃气、扩津液而助药力，是退热快、退热后不再回升的一个重要原因。

2. 解毒凉血汤

药物组成　生石膏15~40g（先煎），知母10~15g，生地10~15g，丹皮6~10g，赤芍6~10g，银花10~20g，连翘10~15g，败酱草15~30g，蚤休10~20g，板蓝根10~30g，玄参10~15g，麦冬10~15g。

加减运用　咳嗽较重加杏仁、桔梗、黄芩；口渴较甚加鲜芦根；10岁以下、70岁以上患者，若热度较高（39.5℃以上）加羚羊角粉1.5g冲服。

用药方法　14岁以下患者药量酌减。每日1剂，分3次水煎服，39.5℃以上每日服2剂，分4次水煎服。

适应病证　流行性感冒。

病案举例　李某某，男，13岁，学生，1998年12月15日就诊。主诉：发热1天。曾在家服用消炎及退热药等，高热仍不退，就诊时体温39.8℃（腋下），口渴，汗出，余无明显异常，舌质红，苔黄脉数。血常规：白细胞$4.0×10^9$/L。证属：气分热盛，治以清热解毒兼凉血，解毒凉血汤加减。方用：生石膏30g（先煎），知母10g，生地10g，连翘10g，银花15g，板蓝根15g，败酱草10g，玄参10g，丹皮10g。每日2剂，分4次，水煎服。服药1剂，体温降至38.1℃，服药1天，体温降至正常，2天诸症消失。

验方来源　金燕会，马洪进. 解毒凉血汤治疗外感高热62例. 北京中医，1999，(5)：31~32

临证阐释　"解毒凉血汤"具有清热解毒、凉血滋阴之功效，方中生石膏、知母清泄里热；生地、丹皮、赤芍凉血清热；银花、连翘、板蓝根、蚤

休、败酱草解毒清热;麦冬、玄参滋阴清热,诸药共奏清热、解毒、凉血、滋阴之功效。其中生石膏具有很强的清热作用,能够选择性地抑制过度兴奋的体温调节中枢,配以知母起到"透热转气"之功效,银花、连翘、板蓝根等药物具有直接或间接抑制病毒作用,并对机体免疫紊乱有双向调节作用,有助于增强抗病能力。营阴耗损、正不敌邪是气营传变的主要病理,滋阴凉血药物的应用既可补充受损之阴液,又可防止热邪进一步传变。此外,热毒内侵营分易造成毒瘀互结,在方中加入活血药物能有效地预防和改善毒瘀互结之证,赤芍凉血活血是必不可少的药物。

3. 蓝银汤

药物组成 板蓝根 30g,金银花、连翘、野菊花、火炭母、葛根各 15g,牛蒡子、桔梗各 12g,薄荷、防风、甘草各 9g。

加减运用 (1)风热犯表型:高热者加石膏 50g;咳嗽甚者加杏仁、前胡各 12g;咽喉肿痛者加玄参、夏枯草各 15g,玉蝴蝶 10g。(2)风寒束表型:外寒里热者加荆芥 10g;鼻塞流涕者加苍耳子、辛荑花各 10g。(3)暑湿稽留型:加滑石 30g;纳差者加白蔻仁、厚朴各 10g,薏苡仁 30g。

用药方法 每日 1 剂,水煎 3 次,药汁合一,分 3 次温服,服药 2 天为 1 个疗程,一般服 2 个疗程,儿童用量酌减。

适应病证 流行性感冒。

病案举例 李某,21 岁,1999 年 1 月 10 日初诊。主诉:高热、头痛 1 天。自服感冒片未见好转而诊。症见:发热无汗,体温 39.5℃,畏寒,鼻塞流涕,头痛咽痛,伴声嘶,咳嗽痰少,舌边红,苔薄白。查:咽部充血,双侧扁桃体充血,Ⅱ度肿大,脉浮数。证属风热犯表,治以疏风清热、宣肺止咳利咽,拟蓝银汤加减。处方:板蓝根 30g,金银花、连翘、野菊花、火炭母、葛根各 15g,牛蒡子、桔梗各 10g,薄荷、防风、杏仁各 10g,生石膏 50g。每日 1 剂,水煎服。药进 1 剂热退,2 剂诸症基本消失,惟见咳嗽,痰少。守上方去薄荷、防风、葛根,加前胡、浙贝母各 12g。又服 3 剂,咳止症消而愈。

验方来源 区翠萍,韩玲华.蓝银汤治疗流行性感冒 162 例.湖北中医杂志,2000,22(7):29

临证阐释 流行性感冒属中医学"四时感冒"范畴。自拟蓝银汤具

有透表清热、宣肺利咽之功效,方中板蓝根、金银花、野菊花、连翘清热解毒,对流感病毒有较强的杀灭作用;牛蒡子、桔梗泄肺利咽;薄荷、防风祛风散邪;火炭母清热利湿、凉血解毒,葛根清热生津,用治外感湿滞尤为切合。全方外解表邪,内泻里热,清上泄下,寒温并用,临证稍事加减,即可灵活运用于各种证型。

4. 升降散

药物组成 蝉蜕、白僵蚕、桔梗、荆芥、牛蒡子、黄芩各10g,竹叶6g,金银花15g,生甘草6g。

用药方法 加水文火煎,头煎15分钟,二煎10分钟,两煎药液混合后分早晚服,日1剂。

适应病证 流行性感冒。

病案举例 王某,女,43岁,干部。2002年11月25日初诊。主诉:发热恶寒,头痛腰痛,咯痰咳嗽,咽喉干痛1个月。患者于1个月前自觉发热恶寒,咽部干燥肿痛,全身酸痛,曾用0.9%氯化钠注射液加青霉素钠800万单位静脉滴注,日1次,用药10日,并服中药数剂罔效,遂来院就诊。刻诊:恶寒头痛,腰痛,全身筋骨关节酸痛,夜不能寐,因恶寒而衣帽倍加,咳嗽咯痰,咽红干燥疼痛,舌红苔薄白,脉浮数。证属外寒里热。治宜散寒解表,清热泻肺。药用:蝉蜕10g,白僵蚕3g,荆芥10g,炒牛蒡子10g,黄芩10g,桔梗10g,竹叶6g,川芎10g,羌活10g,玄参10g,生甘草10g。每日1剂,加水文火煎,早、晚各服1次。2002年11月28日二诊,已不恶寒,衣服减少,筋骨已不酸痛,头痛腰痛明显减轻,咽不干,红赤略减,舌象同前,脉不数。余邪未尽,上方川芎、羌活各减量继服3剂。2002年12月2日三诊,表邪已解,内火已清,体无不适,咽喉不红赤,咳止痰净,舌脉正常。

验方来源 李营贵. 浅谈中医治疗感冒表寒里热证. 河北中医,2003,25(9):674~675

临证阐释 感冒表寒里热证选用《寒温条辨》升降散为基础方加减治疗,取得了显著的临床效果。方中以蝉蜕、荆芥疏风达邪;桔梗、牛蒡子、白僵蚕、生甘草散结利咽;黄芩、竹叶、连翘、金银花清泻上炎之火。诸药合而有疏风清热宣肺之功效。咳嗽咯痰甚加白前、紫菀、百部止咳化痰;头痛、腰痛、肌肉关节痛加羌活、川芎祛风散寒止痛;热甚咽干痛

加麦门冬、板蓝根、玄参以清润解毒;大便秘结,身热不退,苔腻,脉滑实而数,可改服防风通圣散表里双解。作者临床用药体会,解表清热药有退热、抗病毒、抗病原微生物、调整机体免疫功能和消炎、改善微循环和凝血机制的作用,故表寒里热证应用解表清热法治疗有很好的临床效果。

5. 清凉涤暑方

药物组成 青蒿10g,连翘10g,西瓜翠衣30g(或荷叶8g替代),茯苓15g,扁豆15g,通草6g,滑石18g,甘草3g。

加减运用 热重汗出者,重用青蒿、连翘,并加银花10g;湿重恶寒、无汗者,加藿香10g,佩兰10g;头重者,加菖蒲6g;肌肉关节酸楚不舒者,加秦艽10g,木防己15g;咳嗽流涕者,加杏仁6g,瓜蒌15g;咽痛者,加桔梗10g,薄荷6g;恶心呕吐者,加半夏10g,竹茹6g;大便溏泄者,加葛根20g。

用药方法 每日1剂,病重者可每日2剂,水煎服。小儿剂量酌减。

适应病证 流行性感冒。

病案举例 江某某,男,37岁,1995年5月12日初诊。患者素食油腻厚味,湿热滋生于内,由于乘舟车不慎感冒,曾服扑尔敏并注射复方氨基比林针等,症状不减。今发热(39.2℃),汗出,微有恶寒,头重身楚,咳嗽痰略黄,纳呆,小溲短黄,大便溏薄,日2次,舌偏红、苔腻微黄,脉濡数。脉症合参,证属外感湿热邪气,治宜清利湿热,拟清凉涤暑方加味。处方:青蒿12g,连翘15g,荷叶8g,茯苓15g,扁豆15g,通草6g,滑石30g,甘草5g,藿香10g,佩兰10g,瓜蒌15g,木瓜15g。4剂,每日2剂。5月14日(二诊):体温降至正常,头重咳嗽等诸症若失,惟感纳食不馨,肢体倦怠,脉濡缓。予清芳之品以消除余邪,调理脾胃,用薛氏五叶芦根饮加麦芽。

验方来源 黄斌,谢秋芳.清凉涤暑法治湿热感冒97例.江西中医药,1998,29(5):18

临证阐释 清凉涤暑法源于雷少逸的《时病论》,其为"治暑温暑热,暑泻秋暑"而设,方论中云:"夫小暑之节,在乎相火之后;大暑之令,在乎湿土之先,故先贤所谓暑不离湿也。"又在卷之四的"冒暑"病中曰:

"冒暑者,偶然感冒暑邪。夫暑热之邪,初冒于肌表者,即有头晕、寒热、汗出、咳嗽等症,宜以清凉涤暑法加杏仁、瓜蒌壳治之。"说明本法可用来治疗暑湿感冒。盖暑为火热之邪,故可以这么说,暑湿也是湿热,只不过暑湿为夏季独有,而湿热更广泛罢了。鉴于此,遂将此法应用于湿热病邪所引起的感冒。方中用青蒿、连翘、西瓜翠衣(或用荷叶替代)轻清宣透热邪;茯苓、扁豆健脾化湿利湿;滑石、甘草清热利湿;通草以加强渗湿之功效。本法组方立意之奥妙在于清香宣透使热邪从卫表而解,健脾化湿让湿邪无内生蕴藏之所,清热利湿使湿热于小便而去。这样,湿热邪气即可表里分消。《景岳全书·传忠录》中说:"湿热者,宜清宜利。"从临床实践中确实证明了这一论点。

6. 小柴胡汤加减

药物组成 柴胡12g,黄芩、前胡、法半夏、白前、百部各10g,桔梗、甘草各6g。

加减运用 咳嗽痰多而黏腻、胸闷气逆者,加茯苓10g,陈皮6g,生姜3片;嗽痰少、口干咽燥者,加麦冬、沙参各15g,地骨皮10g;咳嗽痰多黄稠、心烦口渴者,加全瓜蒌、浙贝、桑叶各10g;咳呛气逆阵、咳时胸胁引痛者,加生地、栀子、桑白皮各12g;咳而无力、易汗者,加西洋参、沙参、五味子各10g。

用药方法 每日1剂,水煎服,早晚2次分服,1周为1个疗程。

适应病证 流行性感冒。

病案举例 李某,男,36岁。2005年6月28日初诊,述1月前不慎感冒,畏寒、发热,流涕咳嗽,经治诸症已愈,惟咳嗽不止,服中西药治疗效均不显。现咳嗽,无痰,遇寒冷空气或刺激气体咳嗽加重,夜间咳重,口干,舌质红,苔薄白,脉弦。血常规、尿常规检查正常。胸透示:两肺纹理增多,西医诊断为上呼吸道感染,中医辨为咳嗽,辨为外邪郁肺,肺气失宣,化燥伤阴。治当疏达气机,宣肺祛邪,清热润燥。处方用小柴胡汤加减:柴胡12g,黄芩、法半夏、白前、前胡、百部、地骨皮各10g,沙参、麦冬各15g,桔梗、甘草各6g。服药3剂后,咳嗽顿消。

验方来源 陈海凤.小柴胡汤加减治疗感冒后久咳66例.陕西中医,2008,29(3):311~312

临证阐释 《内经》曰:"五脏六腑皆令人咳,非独肺也。"外邪犯肺,

第一章　流行性感冒

肺气不宣,表邪内郁,久则易由肺而入少阳,致少阳之气失于条达,枢机失调,气机郁遏,肺失宣肃,气血、津液流通输布受阻,痰饮停聚,故而久咳不愈。现外邪已除,病位已离表,也未至阳明之里,久咳不愈表示正邪相持不下。此时邪入少阳,少阳胆木过旺则反来克伐肺金,须用和解驱邪之药。治疗当以宣畅气机为主,调整机体功能,透邪外出。小柴胡汤出自《伤寒论》,为和解少阳之主方,方中柴胡疏泄肝胆,散邪透表,使少阳半表之邪得以外解,配前胡宣达肺气,润肺化痰,并可防柴胡燥烈伤津,黄芩清泄少阳之热,使半里之邪得以内彻,桔梗开宣肺气,半夏、白前降气化痰,百部入肺经,止咳化痰,甘草调和诸药,临床随症加减,药证合拍,故疗效较好。

7. 清热解毒饮

药物组成　二花 18g,连翘 15g,蒲公英 30g,大青叶 30g,板蓝根 30g,元参 15g,生石膏 30g,黄芩 12g,桔梗 12g,葛根 12g,鱼腥草 15g,白芷 12g,牛蒡子 15g,蝉蜕 12g,白僵蚕 12g,甘草 6g。

临床加减　如伴有咳嗽、吐痰色黄者加炙百部 12g,桑白皮 15g;咽喉肿痛者加山豆根 10g,射干 10g;肢体酸痛者加羌活 10g,独活 10g。

用药方法　取清水 1000ml,将药物放入药锅内浸泡 15 分钟后,武火煮沸,文火煎 15 分钟,滤渣取汁 500ml,每剂药煎 2 次,共取药液 1000ml,分早、中、晚 3 次温服。年老体弱和儿童减半服用。服药期间,禁食辛辣刺激之品,以清淡饮食为主,并多饮开水。

适应病证　流行性感冒,即中医的风热感冒或温病的初期阶段,邪在卫分或血分之症。在冬春季发病,以发热、头痛、咽痛、周身酸痛为主症,有时寒战、咳嗽、痰多色黄,舌质红,舌苔薄黄,脉浮数或浮紧有力,体温在 38℃以上,临床化验:白细胞在正常范围。

病案举例　桂某,女,16 岁,1999 年 1 月 9 日下午以头痛、发热、咽喉肿痛、全身酸楚为主症就诊。测体温 39.4℃,血 18 项化验均在正常范围;患者发病 8 小时,在家服感冒药无效而来我院就诊。查:神志清,精神萎靡不振,面色发红,舌质红,苔薄黄,脉浮数,心肺听诊未闻及干、湿性啰音和心脏杂音,心律齐,心率 110 次/分,腹平坦,无压痛,其他部位无阳性体征。诊断:流行性感冒(病毒感染型),给予中药清热解毒饮加山豆根 10g,射干 10g,羌活 12g,独活 10g,桑白皮 12g,上方连服 2

剂，服药4次，临床症状消失，体温正常，病告痊愈。

验方来源 高文亮，王芳．自拟清热解毒饮治疗流感高热96例．河南医药信息，2002，8(12)：55

临证阐释 方中二花、连翘、公英、大青叶、板蓝根等具有清热解毒之功效，据现代药理的研究均有抗病毒作用；生石膏、元参、桔梗、白芷、葛根、黄芩、鱼腥草、牛蒡子等均有清热利咽、生津止渴、解毒发汗之功效；配以蝉蜕、白僵蚕可有熄风止痉功效，对防止热极生风的发生，有预防作用。

8. 复方解表清肺饮

药物组成 炙麻黄、桂枝各6g，杏仁、银花、连翘、葛根、芦根各10g，黄芩12g，桔梗、竹叶各6g。

临床加减 渴甚者，加石膏、天花粉清热生津；咽喉肿痛者加马勃、射干；干咳甚者加沙参、天冬、麦冬；咳嗽有痰不易咳出者加浙贝、瓜蒌清肺化痰止咳；纳差者加焦三仙。

用药方法 以上药物水煎煮沸后，转文火煎10分钟即可，每日1剂，早晚温服。服药后避免风寒，禁食黏腻生冷之品。

适应病证 外感冬温表实证。症见发热，无汗，咽干口渴，咳嗽无痰或少痰，或伴全身骨节疼痛，头痛，或纳呆便秘，小便赤少等。体检：多数患者眼结膜充血，咽部充血，扁桃体不同程度增大，舌质红，苔薄黄或腻，脉浮数或有力。

病案举例 王某，女，23岁。2002年1月8日初诊。自述发热、咳嗽少痰、咽干口渴、头痛、全身疼痛2天。查体：体温38.2℃，眼结膜充血，咽部充血，扁桃体Ⅱ度肿大，舌质红，苔薄黄，脉浮数。治以解表清热，宣肺利咽。方用解表清肺饮，加射干10g，花粉、麦冬各15g，2天后症状明显减轻，继服3天后症状、体征消失。

验方来源 王雪梅．中药治疗流行性感冒50例．陕西中医，2002，23(12)：1064

临证阐释 本病病机为风温之邪侵及肺卫，热蕴于肺，而见咳嗽；风热上受，则咽干口燥；风热在表，故苔薄黄，脉浮数。本方以炙麻黄、杏仁宣肺平喘、降气止咳，以桂枝、葛根解肌祛风，金银花、连翘清热解毒，黄芩清泄肺热，竹叶、芦根除烦生津，桔梗利咽散结。诸药联合，以

奏解表清热、利肺止咳之功效。临床实践证明,采用本方治疗流行性感冒效果明显。

9. 彭胜权流感经验方

药物组成 大青叶、贯众、茵陈、野菊花各15g,藿香10g,板蓝根30g。

临床加减 风热侵袭型,邪毒袭卫者,加连翘12g,薄荷6g(后下),牛蒡子10g,芦根15g;卫气同病者,加黄芩15g,薄荷6g(后下),生石膏30g,知母10g;邪毒壅肺者,加黄芩15g,浙贝母10g,炙麻黄6g,生石膏30g;风热夹湿型,邪毒袭卫者,加佩兰、桔梗、通草各10g;卫气同病者,加滑石15g,生苡仁30g,白蔻仁10g;邪毒壅肺者,加苦杏仁、法半夏各10g,冬瓜仁15g,芦根30g。

用药方法 每日1剂,水煎服。

适应病证 流感。起病急,病情重,初起俱见恶寒、高热(体温38.5～40℃),颜面潮红,目赤头痛,咽喉疼痛,胸闷胸痛,全身乏力,舌质红,苔黄或黄浊,脉数或滑数。

病案举例 陈某,男,11岁。1996年3月18日初诊。主诉:恶寒、发热、头痛、周身酸痛、神疲乏力2天。患者3月17日下午突感恶寒、发热,体温达39.1℃,伴剧烈头痛、咽痛、四肢骨节酸痛,曾自服感冒灵、速效伤风胶囊无效。遂于18日上午就诊。症见恶寒,发热(体温39℃),伴头痛,咽痛,微咳,四肢酸痛,头身困倦,口干不欲饮,尿黄,大便调,舌质红,苔黄微浊,脉浮滑数。查体:心肺正常,咽充血(++)。血常规:白细胞$3.6×10^9$/L,淋巴细胞比率0.54,中性粒细胞比率0.46。自诉就读学校有多例类似患者。中医诊断为风温,证属风热夹湿,邪袭肺卫;西医诊断:流行性感冒。治以疏风清热解毒,宣表化湿泄卫。处方:大青叶、茵陈、野菊花各15g,贯众、连翘各12g,板蓝根30g,藿香、佩兰(后下)、苦杏仁、通草各10g。水煎,分2次温服。

服药2天后高热退,但仍时有低热,头痛、四肢酸痛消失,咽微痛、四肢乏力,口干,尿黄,舌边红,苔微黄。药已中病,上方去茵陈、佩兰,加芦根20g,天花粉15g。再服用2剂,热退身凉,无反复,诸症消失而痊愈。

验方来源 张赐安,陈竟平.365例流行性感冒疗效观察.新中

医,1997,29(8):13~14

临证阐释 本方为彭胜权教授经验方。彭教授认为岭南温病往往湿气较重,针对岭南温病湿气较重的特点,在治疗上应用清热解毒的同时,还应时时顾及化湿宣浊才能奏效。本方清热与化湿、解毒与宣浊相兼并用,临床屡试皆效。

(张文江 苗 青)

第二章 感冒

普通感冒简称感冒，是由于鼻病毒、冠状病毒、副流感病毒、呼吸道合胞病毒等引起的急性上呼吸道感染，其临床症状特点是上呼吸道症状明显而全身症状相对较轻，是急性上呼吸道病毒感染中最常见的疾病。潜伏期为1～3天，起病突然，大多先有鼻和喉部灼热感，而后出现鼻塞、打喷嚏、流涕、全身不适和肌肉酸痛，鼻腔分泌物初始为大量水样清涕，以后变为黏液性或脓性；低热或不发热，咳嗽多不剧烈，可持续长达2周；可有眼结膜充血、流泪、畏光、眼睑肿胀、咽痛，或者呕吐、腹泻等症状。体检可见鼻腔黏膜水肿充血，咽喉黏膜水肿充血。外周血白细胞总数正常或偏低，中性粒细胞减少，淋巴细胞相对增多。

普通感冒大多数为散发性，但冠状病毒引起者可导致流行。本病发病率高，儿童每年约患病3～8次，成人2～5次。感冒多呈自限性，如无并发症，病程4～10天。感冒并发症有化脓性咽炎、鼻窦炎、中耳炎、支气管炎，感冒还可导致原有呼吸道疾病急性加重和恶化等。

辨证论治

感冒属于中医"感冒"、"外感咳嗽"范畴。中医学认为感冒主要是外感风邪所致，如《素问·骨空论》说："风从外入，令人振寒，汗出，头痛，身重，恶寒。"其主要病机是正气抗邪无力，风夹寒、热、暑、湿之邪侵袭人体，营卫不和，脏腑气机失调。临床辨证论治常分为风寒证、风热证、暑湿证、气虚证、阴虚证5个证型。

1. 风寒证

症见发热轻，无汗，头痛身疼，倦怠乏力，鼻塞流清涕，喷嚏，咳嗽，咳痰稀白。舌苔薄白,脉浮紧或浮缓。治以辛温解表,常用荆防败毒散加减(《外科理例》)。由荆芥、防风、茯苓、川芎、羌活、独活、柴胡、前胡、枳壳、桔梗、甘草组成。

2. 风热证

症见发热重,微恶风,头胀痛,鼻塞流浊涕,咽痛咽肿,吞咽加重,咳嗽痰黄或不易咳出,口干口渴。舌边尖红,苔白或黄,脉浮数。治以辛凉解表,常用银翘散加减(《温病条辨》)。由金银花、连翘、竹叶、荆芥、牛蒡子、淡豆豉、薄荷组成。

3. 暑湿证

常见于夏秋季节,症见身热,或热势不扬,微恶风,无汗或少汗,周身酸困乏力,头昏胀重,鼻塞流涕,胸闷脘痞,恶心呕吐,腹胀腹泻。舌苔黄腻,脉濡数。治以清暑祛湿解表,常用藿香正气散加减(《太平惠民和剂局方》)。由藿香、大腹皮、紫苏、甘草、桔梗、陈皮、茯苓、白术、厚朴、半夏、白芷、生姜、大枣组成。

4. 气虚证

症见恶寒发热,或热势不盛,但觉时时形寒恶风,自汗,头痛鼻塞,咳嗽痰白,语声低怯,气短,倦怠乏力,口渴不欲饮水,病程长不易愈,反复发作。苔白,脉浮无力。治以益气解表,调和营卫,常用参苏饮加减(《太平惠民和剂局方》)。由人参、陈皮、紫苏、枳壳、前胡、半夏组成。

5. 阴虚证

症见发热,微恶风寒,无汗或微汗,或寐中盗汗,头痛,咽痛,口干咽燥,喜饮水,手足心热,心烦,干咳少痰,或痰中带血丝。舌质红,脉细数。治以滋阴解表,常用葳蕤汤加减(《通俗伤寒论》)。由玉竹、白薇、淡豆豉、生姜、桔梗组成。

验方妙用

1. 柴芩葛花汤

药物组成 柴胡15g,黄芩12g,天花粉15g,葛根15g,金银花15g,连翘15g,板蓝根15g,桔梗10g,牛蒡子10g,菊花10g,薄荷(后下)6g,甘草5g。

加减运用 发热重者,重用柴胡、葛根;咽痛重者加山豆根15g,青

果10g;咳嗽者加杏仁10g,麦冬10g;鼻塞流涕不止者加苍耳子15g,辛夷花10g;头痛者加川芎10g,白芷10g。

用药方法 水煎服,日1剂。

适应病证 用于治疗实证感冒之风热证及时行感冒。主要症见发热、恶寒或寒热往来,头痛,咽干咽痛,鼻塞流涕,周身不爽,舌苔薄白微黄,脉浮数。

病案举例 李某,男,50岁,1996年12月9日初诊。3天前受凉后出现咽干咽痛,发热,微恶寒,无汗头痛,咳嗽,痰黏黄,舌苔薄白,脉浮数。查:体温38.2℃,咽红充血。此为风热感冒证,柴芩葛花汤加麦冬、杏仁、川芎各10g。水煎服,3剂而愈。

验方来源 巨邦科.白云辉老中医辨治感冒经验.中国临床医生,2000,28(12):18

临证阐释 本方是青海省中医院老中医白云辉先生经验方。白云辉先生认为,感冒的病因不外有二:一是外因,即外界环境中六淫、时行病毒侵袭人体;二是内因,即人体正气的强弱。他认为人体正气的强弱是决定是否发病及发病类型的关键。如果发病,正气强,则邪正交争,表现出一派实证;正气弱,则易形成正虚邪恋,经久不愈。故感冒可分为实证与虚证两种类型。实证感冒中以风热时毒侵袭肺卫所致的风热证较多见,亦即本方的适应证。方中以柴胡、天花粉、葛根和解退热;黄芩、金银花、连翘、板蓝根清热解毒;桔梗、牛蒡子、菊花、薄荷疏风宣肺解表;甘草调和诸药。全方共奏清热解毒、疏风散表之功效。若表现为风寒证,酌减清解药物剂量,加羌活、防风、荆芥等辛温发散之药。

2. **柴芩防芄汤**

药物组成 葛根20g,柴胡、黄芩、防风、秦艽、桂枝、白芷、白术、厚朴、白豆蔻各10g,甘草6g。

加减运用 恶心反胃,舌苔白厚腻者,加藿香、半夏各10g;咳嗽痰白、肺气不宣者,酌加苦杏仁、炙桑白皮各12g;气短懒言、脾胃气虚者,加太子参、黄芪各30g,茯苓15g。

用药方法 每天1剂,水煎2次,共煎出200~300ml,每次100~150ml,分早晚口服,3天为1个疗程。

适应病证 难治性感冒。主要症状有头痛,鼻塞,畏寒怕冷,低热,动则自汗出,倦怠乏力,纳差,舌质淡红,苔薄白,脉浮弱。

病案举例 张某,男,32岁,干部,2000年3月12日初诊。感冒20余天,曾服用感冒药物及输液治疗均未见效。症见:头微痛,鼻塞,身微热,体温37.2℃,畏寒怕冷,四肢凉,倦怠无力,动则自汗出,纳差,口淡无味,舌质深红,苔白,脉浮弱。诊为难治性感冒,证属邪犯肺卫,卫气不固,营卫失和,治以益气解表,调和营卫。处方:黄芪、太子参各30g,茯苓、白芍各15g,防风、白术、黄芩、秦艽、柴胡、桂枝、白芷、白豆蔻、陈皮各10g,甘草6g。每天1剂,水煎2次,分早晚服,服药3剂后,头痛、鼻塞、畏寒怕冷消失,自汗止,体温36.2℃,饮食增加,微觉乏力,继用四君子汤加减3剂,体力恢复。

验方来源 吕建勋,应瑞英.柴芩防艽汤治疗难治性感冒128例.新中医,2001,33(10):53~54

临证阐释 本方是河南省漯河市第一人民医院吕建勋的经验方。临床上感冒发病与否,常与人体正气的强弱有密切的关系,一般正气强者即使发病也较轻,且能不治而自愈,而正气弱者则缠绵不愈。因此,针对卫阳被遏、营卫失调、无力驱邪外出之难治性感冒,在小柴胡汤和玉屏风散基础上化裁成柴芩防艽汤。方中柴胡透达疏解,黄芩清泄郁热,防风、秦艽、白芷通经祛风解表,桂枝、白芍、甘草调和营卫,黄芪、白术、防风益气固表,并能提高机体免疫功能,厚朴、白豆蔻理气和胃,共奏解表邪、和营卫、密腠理之功效,使缠绵不愈难治性感冒尽早康复。

3. 香羌饮

药物组成 香薷、羌活、白芷、防风、当归、枳壳、橘络各6g,杏仁12g,苏子15g。

加减运用 因于风热者加元参6g;胃纳欠佳者加神曲12g;咳嗽剧烈、夜不得眠者加麻黄6g。

用药方法 每日1剂,浓煎1小碗,睡前温服。服药期间忌鱼腥生冷油腻。

适应病证 感冒后咳嗽不愈,咳虽剧但痰少,痰白而黏,咳出黏痰后稍舒,咽痒,咽痒甚时咳嗽亦剧,甚则影响睡眠,或伴有纳呆,胁痛,舌淡红,苔薄白,脉细弦。

病案举例 钱某某,男,42岁。1999年10月12日初诊。半年来

连续咳嗽,时轻时重,近一周来较剧,咽痒不适,痒剧则阵发咳嗽,咳嗽痰少而黏,咳出少量黏白痰后略舒,伴有胁肋疼痛,纳食不馨,近日夜间不得安眠。曾服用多种抗菌止咳药及养阴止咳药物均未效。刻诊:面色略红,体温正常,肺部听诊双肺呼吸音略粗,未闻及明显啰音。苔薄白、舌淡红,脉细小弦。诊为外感风寒后咳嗽迁延。治拟香羌饮加减。处方:香薷、羌活、杏仁、白芷、防风、麻黄、当归、橘络、枳壳各6g,神曲12g,苏子15g。2剂,浓煎1小碗,睡前服。复诊时告知1剂即大效,夜能安卧,咽痒大减,现已少咳。上方去麻黄再服2剂。再诊时咳嗽已愈,咽喉得舒,已无痒感,予麦味地黄口服液2盒善后,随访2年未再咳嗽。

验方来源 楼建国.香羌饮治疗感冒后咳嗽迁延120例.浙江中医杂志,2002,(3):102

临证阐释 香羌饮是浙江大学医学院附属第二医院楼建国医师的经验方。楼建国认为外感咳嗽迁延之证,原因多是外感期间,患者进食鱼腥、生冷、油腻之物所致。外感时,邪袭肺表,肺失宣降,肺气不利而致咳嗽。表邪祛除后,肺恢复宣降功能,肺气得舒,咳嗽应同时消失。但如在外感期间食鱼腥、生冷、油腻等物,由脾生湿,上输于肺,与外感之邪湿胶着,滞于气道,则咽痒咳嗽迁延时日,表证虽除而咳嗽不止。湿与余邪滞结于气道则时时咽痒,咽痒甚时咳嗽亦剧。湿性黏滞,咳虽剧但痰少,痰白而黏,咳出黏痰后稍舒。治宜宣肺祛湿。方中香薷、羌活辛温除湿;白芷、防风辛温祛风,宣散余邪;杏仁、苏子、枳壳宣降肺气;当归、橘络和畅肺络。全方共奏除湿滞祛余邪之功效。

4. 流感2号

药物组成 黄芩15g,生石膏30g,金银花20g,连翘12g,知母15g,柴胡12g,芦根15g,甘草8g。

加减运用 咽痛甚加射干、桔梗;痰黏难咯加浙贝母、全瓜蒌;高热加羚羊角粉0.5~1g冲服;恶心纳差,腹泻腹痛,去知母,加黄连、佩兰、木香。

用药方法 每日1剂,浓煎1碗,频服,服后饮热米粥以助微汗。服药期间忌鱼腥生冷油腻。

适应病证 感冒中期,邪毒内蕴,侵犯肺胃,正邪剧争,正盛邪实,

发热重,体温可高达40℃,无汗或有汗,流浊涕,咳嗽,痰黄量多或难以咯出,胁满口苦,口渴而烦,便干,舌质红,舌苔黄,脉数或滑。

病案举例 患者,男,36岁,2007年1月15日初诊。患者1周前受凉致发热恶寒,偶有干咳,曾于社区医院静脉注射病毒唑、穿琥宁注射液3天,上述症状未见好转,后自服感冒清热冲剂、双黄连颗粒无效,且症状加重,遂来我科就诊。刻下症见:发热恶寒,面赤体实,体温39.2℃,咳嗽,咯少量白黏痰,不易咯出,伴见无汗,口干渴,头痛咽痛,周身肌肉关节酸痛,大便3日未行,舌质红,苔黄,脉数。证属热毒壅肺,治以清热宣肺解毒。药用:黄芩15g,金银花15g,鱼腥草15g,知母15g,前胡12g,柴胡12g,芦根20g,生石膏(先煎)30g,甘草8g。上药加水先大火煎开后,改为文火煎煮。每日1剂,频服并以热米粥送服。2007年1月18日二诊。患者体温降至37.2℃,已不恶寒,头痛及周身酸痛消失,咽痛、口渴较前减轻,偶有咳嗽,咯少量白痰,易咳出,大小便正常,舌质淡红,苔黄,脉滑。前方去生石膏、柴胡,加桑叶20g,清半夏12g。每日1剂,3剂后症状消失。

验方来源 赵兰才,曾文颖.流行性感冒三期论治.北京中医,2007,26(11):719~721

临证阐释 流感2号方是中国中医科学院西苑医院感染疾病科赵兰才主任经验方。赵兰才认为流行性感冒多由调摄不慎,内蕴风、热、湿邪,再感受时邪疫毒,内外合邪,起病急骤,传变迅速,早期失治或误治,迁延至中期,邪入气营分,正盛邪实,正邪交争,表现为热邪壅滞肺胃证。此时治疗需解毒透表,清泻肺胃。流感2号方以黄芩、生石膏清泻肺胃之热为君;金银花、柴胡、芦根疏风透表,透热转气为臣药;知母、连翘佐君药解毒化痰;甘草调和诸药为使。《杂病源流犀烛·春温病源流》云:"温证之发,必渴而烦,胁满口苦,恶热不恶寒,以自内发……治三阳合病者宜大柴胡汤、双解散"。流感2号方取双解散三阳合治之义,透表不用麻黄,而选辛凉平剂金银花、连翘、芦根之属,和解少阳用柴胡、黄芩,清里泻热用白虎汤,融透表、和解、清里之剂于一体,合于热势鸱张、三阳合病的病机。

(赵兰才)

第三章 支原体肺炎

支原体肺炎是介于细菌和病毒之间能独立生活的最小微生物,无细胞壁,其经口、鼻分泌物通过空气传播,引起散发和小流行的呼吸道及肺部急性炎症性病变。过去曾称为冷凝集肺炎、非典型肺炎。人群普遍易感,以儿童为多发。本病潜伏期为2~3周,一般起病缓慢,以咽炎、气管炎、支气管炎、耳鼓膜炎等形式出现,而以肺炎最重。临床表现无特异性,发病初有乏力、头痛、咽痛、恶寒、发热、肌肉酸痛、食欲减退、恶心、呕吐、鼻塞、流涕等症状,尤以发热头痛为显著,发热高低不一,体温可高达40℃,2~3天后出现明显的呼吸道症状如阵发性刺激性咳嗽、干咳或少量黏痰或黏液脓性痰,有时痰中带血。发热可持续2~3周,热退后遗有咳嗽,咳嗽可延长至6周左右,伴胸骨下疼痛。体征主要有咽部充血、胸部可闻及干湿啰音,约10%~15%病例可发生胸腔积液。外周血白细胞总数正常或略增高,以中性粒细胞为主。胸部X线表现多样化,早期呈现间质性肺炎,后发展为斑片状或均匀的模糊阴影,下叶较多,或伴有少量胸腔积液。本病有自愈倾向,约有10%可复发,肺炎常在2~3周内消失,亦有延长至4~6周者。

辨证论治

支原体肺炎在古代中医文献中无明确记载,按其以发热、咳嗽、咯痰等肺系症状为主要表现,且具有一定流行性的特点,可归于"风温"、"时行咳嗽"、"风温肺热"、"肺炎喘嗽"等病范畴。病因病机为外感时邪犯肺,肺失宣肃,时邪化火化燥,热入营分,伤阴动血。病位主要在肺,累及肝、心、胃。临床辨证论治常分为邪犯肺卫证、痰热蕴肺证、热入营血证及热伤气阴证4个证型。

1. 邪犯肺卫证

症见头痛身痛，周身酸楚，发热咽痛，鼻塞流涕，呛咳时作，乏力胸痛，舌淡红苔白，脉浮或浮数。治疗以疏风解表，清热宣肺。常用银翘散《温病条辨》，由金银花、连翘、荆芥、桔梗、杏仁、薄荷、牛蒡子、前胡、芦根、生甘草、生石膏组成。加减：恶寒身痛鼻塞加麻黄；咽痛咽痒加射干。

2. 痰热蕴肺证

症见发热烦渴，呛咳频作，痰少而黏，色黄或白，面赤胸痛，舌红苔黄，脉细数或滑数。治以清热化痰，肃肺止咳。常用麻杏石甘汤和泻白散加减。常用药：炙麻黄、生石膏、杏仁、桑白皮、地骨皮、黄芩、鱼腥草、浙贝母、甘草。加减：若热重加山栀子、双花；痰黏咳甚加瓜蒌皮、川贝母；咽痛加蝉衣、僵蚕。

3. 热入营血证

症见壮热不退，身热夜甚，斑疹隐隐，咳嗽不止，痰黄带血，口渴咽干，舌红绛苔少干，脉细数。治以清营凉血，肃肺化痰。常用清营汤加减，由生地、生石膏、丹皮、玄参、麦冬、黄连、水牛角、丹参、连翘、地龙、紫草、杏仁组成。加减：咯血加茜草、三七粉、白茅根。

4. 热伤气阴证

症见午后低热，干咳少痰，轻咳无力，神疲纳差，腹胀脘满，咽干便溏，舌红少苔，脉细弱或细数。治以益气健脾，养阴润肺，常用沙参麦冬汤合四君子汤加减。常用药：麦冬、沙参、玉竹、桑白皮、党参、白术、茯苓、甘草、陈皮、川贝。加减：干咳频频加乌梅、阿胶；潮热盗汗加青蒿、鳖甲；汗多神疲加黄芪、五味子；纳差腹胀，加槟榔、焦神曲。

验方妙用

1. 鱼蛤石花汤

药物组成 鱼腥草、海蛤粉、金银花各10g，生石膏30g，杏仁、前胡、北沙参各10g，木蝴蝶5g，川贝母、橘红各6g。

加减运用 喘促重者加炙麻黄6g，葶苈子、苏子各9g；呕吐重者加竹茹、半夏各6g；腹胀纳差者加厚朴、麦芽、山楂各9g；大便干结者加生

大黄6～9g；舌暗、唇青者加丹参10g。

用药方法 水煎服，取汁100～300ml，分2～3次口服，并根据患儿年龄体重调整药量。

适应病证 支原体肺炎属痰热闭肺证，发热、咳嗽频作，咯痰色白或黄，夜间咳嗽加重，喘息，纳呆，腹胀，大便干，舌质红，苔黄或白腻，脉滑数。

病案举例 王某，男，6岁。发热、咳嗽4天，于2004年11月16日入院。临床表现：发热、咳嗽频作，有痰，以夜间咳嗽加重，不能平卧，伴喘息、纳呆、腹胀、大便干、舌质红、苔黄厚腻、脉滑数。查：T 39.5℃，R 40次/分，P 13于10次/分，体重26kg。咽充血明显，扁桃腺Ⅱ度肿大，两肺可闻及湿啰音。实验室检查：白细胞总数正常，中性粒细胞略高，血清肺炎支原体抗体IgM(+)。X线检查：双肺下野斑片影。中医诊断：肺炎喘嗽（痰热闭肺型）。西医诊断：支原体肺炎。治疗：给予鱼蛤石花汤加味：鱼腥草、金银花各15g，生石膏40g，海蛤粉、前胡、葶苈子各10g，川贝母7g，橘红、木蝴蝶、炙麻黄、生大黄各6g，炒麦芽、炒山楂各9g。每日1剂，水煎服。同时予阿奇霉素针0.25g加5％葡萄糖注射液250ml中静点。2天后热退，继续治疗5天，1周后症状体征完全消失，复拍胸片示：两肺未见点片状影。

验方来源 马淑霞，张春萍. 鱼蛤石花汤治疗儿童支原体肺炎40例. 陕西中医，2006，27(3)：263～264

临证阐释 鱼蛤石花汤为河南中医学院第一附属医院名老中医经验方，适用于支原体肺炎表现为痰热闭肺型者。其病机为感受外邪，邪热犯肺，灼津为痰，痰热俱盛，阻于气道，肺气郁闭，宣肃失常。临床表现为发热、顽固性刺激性咳嗽、咯痰、喘息等症状。方中鱼腥草、金银花、生石膏清泄肺热，杏仁、前胡宣肺止咳，海蛤粉、川贝母、橘红化痰止咳平喘，木蝴蝶清热利咽止喉痒，肺热津伤，加北沙参以润肺止咳。全方共奏清肺化痰、止咳平喘之功效。

2. 清热调肺汤

药物组成 鱼腥草、大青叶各10～25g，川贝母、淡黄芩、桔梗、百部、柴胡、常山、黄药子、杏仁各5～12g，甘草2～6g。

加减运用 发热重加石膏10～30g，知母3～6g；干咳或痰稠不易咯出,重用桔梗,加前胡5~10g;咽痛明显或滤泡增生加射干3~9g;身痛加葛根5~10g。

用药方法 水煎,分2次服,每日1剂,较小患儿可频服。10天为1个疗程。

适应病证 支原体肺炎病属痰热闭肺者,症见发热面赤,咳嗽阵作,咯痰黄稠而黏,痰中血丝,喘憋胸闷,头痛咽疼,舌质红,苔黄,脉滑数。

病案举例 患者,女,4岁。1998年10月6日来诊。发热咳嗽1个月余,缠绵不愈,近1周发热加重,咳嗽阵作,头痛咽疼,吞咽困难,四肢疼痛,疲倦无力。就诊时,面部潮红,发热(体温39.2℃),咽部红肿充血,扁桃体Ⅱ度肿大,咳声嘶哑,咯痰黄稠而黏,痰中血丝,舌质红,苔黄,脉滑数;胸部听诊两肺闻及干性啰音。X线胸片示:两肺纹理增多增粗紊乱,两肺见斑片状阴影,尤以右下肺为著;血常规:Hb 102g/L,WBC 3.9×10^9/L,N 0.53,L 0.47;查血支原体抗体阳性。诊断为支原体肺炎。处方:鱼腥草、石膏(先煎)、大青叶、牛角丝各10g,川贝母、桔梗、常山、柴胡、淡黄芩、黄药子、前胡、杏仁各5g,甘草3g。水煎服,每日1剂,分4次服。服药4剂,发热大减,咽痛亦止,余症亦轻,食增,仅有偶咳,不规则低热。处方:鱼腥草10g,贝母、桔梗、百部、常山、虎杖各5g,粉甘草3g。连服6剂,诸症告平,肺炎支原体检查阴性。

验方来源 马建海. 自拟清热调肺汤治疗小儿支原体肺炎72例报告. 安徽中医临床杂志,2001,13(6):441

临证阐释 清热调肺汤功能清热解毒,宣肺止咳,以攻为主,宣降结合,适用于痰热壅肺证。方中鱼腥草、大青叶清热解毒,凉血消肿;川贝母、桔梗宣肺化痰,泻热散结;黄药子、杏仁止咳平喘,解毒软坚;黄芩清肺泻热;柴胡疏散解郁;百部、常山祛痰行水;甘草清热解毒,调和药性。诸药相合,使热清毒解,痰除肺宣,咳止喘平,故可取得良好效果。

3. 扶正解毒化瘀汤

药物组成 黄芪、太子参、桔梗、半枝莲各6g,金银花、连翘、板蓝根各10g,芦根、浙贝母、鱼腥草各8g,麻黄3g。

加减运用 适宜于8~12岁儿童,可根据年龄大小适当增减剂量。辨证加减:证属邪犯肺卫型,基本方加荆芥穗、薄荷;证属痰热蕴肺型,

基本方去黄芪,加知母、生石膏;证属热毒内陷型,基本方去麻黄,加服安宫牛黄丸;证属正虚邪恋型,基本方去麻黄、半枝莲、板蓝根,加麦冬、青蒿。少数重症者可配合使用红霉素加5%葡萄糖注射液静脉滴注。

用药方法 每日1剂,加水1000ml,浸泡10分钟,武火煎沸,文火煎取药液300ml;第2煎加水400ml,煎取药液200ml。将两次药液混合,浓缩成300ml,分3次温服。10天为1个疗程。

适应病证 痰瘀互结证支原体肺炎患者。症见发热,气喘,咳嗽尤甚,喉中痰鸣,纳呆食少,舌红,苔黄腻。

病案举例 张某,男,1岁3月,2000年11月10日入院。其母代诉:发热伴气喘2天。患儿2天前因受凉后出现发热、咳嗽、少痰,体温在38～39℃,曾在当地卫生院就诊,肌肉注射1次(药物不详),但病情无明显好转。诊见:发热,咳嗽呈阵发性加剧,吐泡沫样痰,喉中有痰鸣声,伴呼吸气促,时呻吟,精神差,不思食,大便稀,小便尚可,无寒战,无抽搐及呕吐,舌红、苔黄腻,指纹紫达气关。检查:T 39℃,R 26次/分,HR 120次/分,精神萎靡,烦躁不安,咽部轻度充血,双侧扁桃体Ⅰ度肿大,无脓性分泌物,轻度发绀,双侧呼吸音增粗,双下肺可闻及少许干湿性啰音。X线胸部摄片示:两肺纹理增粗增多,结构紊乱,双下肺可见少许点片状淡薄阴影。实验室检查:WBC $11.2 \times 10^9/L$,淋巴细胞绝对值:$4.0 \times 10^9/L$,单核细胞绝对值:$1.6 \times 10^9/L$,ESR 22mm/h;CHT 1:128。西医诊断:小儿肺炎(支原体肺炎)。证属风温毒邪,郁闭肺络,肺失宣肃之痰热蕴肺型,治宜清热解毒,宣肺止咳,用基本方去黄芪,加生石膏10g。1剂,依前法煎服,次日体温38.6℃,能平静入睡。用上方加紫菀、款冬花各4g,续服2剂后,体温38℃,咳嗽有所减轻,无明显气喘,指纹淡红达风关。上方加生黄芪3g,继续治疗8天,临床症状消失。复查X线胸片:正常。实验室检查:WBC $5.2 \times 10^9/L$,ESR 6mm/h,CHT 1:8。于11月20日出院,1周后复查疗效巩固。

验方来源 吴水盛,张丽霞.扶正解毒化瘀汤治疗小儿支原体肺炎70例疗效观察.新中医,2004,36(1):19～20

临证阐释 扶正解毒化瘀汤为湖南省怀化医学高等专科学校吴水盛经验方,适用于痰热蕴肺型支原体肺炎。方中金银花、连翘、鱼腥草、

板蓝根、半枝莲清热解毒,药理研究证实此类药具有较强的抗菌、抗病毒作用;黄芪、太子参益气养血,扶正祛邪,药理研究证明其能增强机体免疫功能,提高血红蛋白含量,改善血液黏、滞、聚状态;芦根、浙贝母、桔梗宣肺化痰,止咳平喘,可促进肺部炎症的消退。由于小儿为纯阳之体,易寒易热,既要注意清热解毒,也不可过于寒凉,以免邪遏热伏,阳气耗伤,邪反不除,故酌用麻黄,相反相成。诸药配伍,共奏宣肺、行气、化瘀、开郁之功效。

4. 桑皮清肺汤

药物组成 桑白皮、黄芩、杏仁、桔梗、浙贝、鱼腥草、桃仁、紫草、当归各10g,甘草3g。

加减运用 高热加生石膏18g,丹皮10g;咳嗽痰多加瓜蒌10g,半夏8g;喘促、痰鸣加葶苈子、苏子、苏梗各8g;腹胀、纳差加陈皮10g,厚朴8g。

用药方法 水煎服,取汁200ml,每日1剂。根据患儿年龄及体重,增减药量。

适应病证 支原体肺炎属痰热闭肺型者,症见发热,咳嗽频作,痰黏稠不易咳出,夜间尤甚,纳差,大便干,舌红,苔黄腻,脉滑数。

病案举例 肖某,男,4岁。因发热、咳嗽3天入院。刻诊:发热,咳嗽频作,痰黏稠不易咳出,夜间尤甚,纳差,大便干,舌红,苔黄腻,脉滑数。查:体温38.9℃,咽微红,扁桃体Ⅱ度肿大,双肺可闻及湿性啰音,心率120次/分,各瓣膜听诊区未闻及杂音,腹平软,肝脾未及。血象:WBC $7.8×10^9/L$,N 72%,L 28%。肺炎支原体抗体(+)。X线检查:双肺下野可见斑片状阴影。予桑皮清肺汤加生石膏18g,半夏8g,每日1剂。并予阿奇霉素0.15g入液静点,日1次。2天后热退,继续治疗5天,临床症状及体征消失,复查胸片,肺部阴影完全吸收。

验方来源 耿少怡,陈英芳,赵燕娥.桑皮清肺汤治疗小儿支原体肺炎临床观察.辽宁中医杂志,2005,32(6):558

临证阐释 本方为河北医科大学中医院儿科耿少怡等人的经验方,适用于支原体肺炎属痰热闭肺、气滞血瘀证者,故以清肺化痰、活血化瘀为法。方中桑白皮、黄芩、鱼腥草清泄肺热;桔梗、杏仁、浙贝宣降肺气,化痰止咳;桃仁、当归、紫草清热凉血,活血化瘀。诸药合用,清、

宣、降并用,解毒、活血并行,使邪热得祛,痰浊得化,肺气宣通,可缩短病程,尽快缓解临床症状。配合阿奇霉素,可提高治愈率,缩短疗程,减少阿奇霉素的副作用,值得推广。

5. 清肺止咳方

药物组成 生石膏30g,鱼腥草15g,黄芩10g,桑白皮10g,前胡10g,杏仁10g,炙麻黄5g,炙紫菀12g,甘草6g。

加减运用 热重加山栀子、双花、羚羊角粉;痰黏咳甚加瓜蒌、知母、川贝母;咽痛加射干、僵蚕。

用药方法 水煎服,取汁200ml,每日1剂。此方为成人剂量,小儿酌减。

适应病证 支原体肺炎属痰热蕴肺证者,而以刺激性咳嗽、发热不退为主要指征。

病案举例 陈某,男,39岁,因发热伴咳嗽7天来诊。自述1周前因其子患支原体肺炎,陪护劳累加之偶感风寒,遂致发热恶寒,咽痛,咳嗽,流涕,体温最高40℃,在当地卫生院诊为感冒,予静点头孢类抗生素,效不显而来诊。刻下:发热,夜间热甚,刺激性咳嗽,胸闷憋气,咯痰色黄白,咽痛身痛,口苦口黏,便干,舌红苔黄厚腻,脉数。查体:体温38.5℃,咽部充血,扁桃腺Ⅰ度肿大,双肺呼吸音粗,右下肺可闻及湿啰音,心率102次/分。血象:WBC $10.8×10^9$/L,N 81%,L 18%,CRP 56mg/L。肺炎支原体抗体(+)。X线检查:右肺下野可见斑片状模糊阴影。诊断:支原体肺炎,证属痰热蕴肺。治疗:口服阿奇霉素0.25g,每日1次;中药清肺止咳方加川贝6g以止咳,藿香10g,苍术6g以芳化湿浊。服上药4剂,微汗出,发热咳嗽减轻,体温降至37.6℃,大便微溏,日行2次,身痛咽痛去,改用阿奇霉素0.5g静脉滴注,日1次,中药改用痰热清注射液30ml加入5%葡萄糖液中静滴,日1次,治疗10天,临床症状及体征消失,复查胸片炎症完全吸收。

验方来源 赵兰才.支原体肺炎的中医证治浅谈.中华中西医临床杂志,2005,1(2):196~197

临证阐释 本方为作者自拟验方。作者认为方中生石膏、鱼腥草清肺解毒化痰为君药;桑皮、黄芩清肺热,前胡、炙麻黄、杏仁宣降肺气共为臣药;紫菀润肺止咳为佐药;甘草调和诸药为使药。药理研究表明生石膏、黄芩有抗炎、解热镇痛、抗过敏作用;鱼腥草具有清热解毒、排脓利尿、祛痰镇咳作用,含挥发油及黄酮类成分,具有抗病原微生物、抗炎、抗过敏、提高机体免疫功能,同时有抗炎解热、祛痰镇咳作用;桑白皮含有多种黄酮衍生物,具有抗菌、抗病毒、镇静、镇咳作用;紫菀含有紫菀酮、皂甙、槲皮素等,具有抗菌、祛痰、镇咳作用,甘草有祛痰、镇咳作用;炙麻黄、杏仁、前胡均有止咳作用。全方诸药配伍,共奏清热解毒、润肺清肺、止咳化痰作用。

6. 清解润肺汤

药物组成 金银花6~20g,连翘6~15g,石膏15~30g,薄荷6~10g(后入),大青叶6~15g,玄参9~24g,桔梗3~9g,炒杏仁3~9g,紫菀6~12g,冬花6~12g,炙枇杷叶9~15g,炙百部9~15g,蝉蜕3~9g,甘草3~6g。

加减运用 病初高热邪在气分重用石膏;热入营血出疹、舌绛者加赤芍、丹皮;头痛甚者加荆芥、防风;咽疼红肿明显加牛蒡子、板蓝根;痰多加鱼腥草、浙贝;憋喘加炙麻黄;热退阴伤减轻清热解毒药物的用量,加用沙参、麦冬;久咳可加川贝、五味子。

用药方法 水煎服,取汁200ml,每日1剂。

适应病证 儿童支原体肺炎属痰热蕴肺证者。

病案举例 胡某某,女6岁。因发热、咳嗽2天,在外院静滴青霉素和头孢曲松钠及地塞米松治疗,病情未见好转,体温虽一度降低但很快又升至39℃,且咳嗽加剧,遂来诊要求中药治疗。诊见患儿咳嗽频作,痰少难咯,咳甚胸痛,食欲减退,大便2天未解,舌红苔黄而干。查:体温39.1℃,咽部充血,扁桃体肿大Ⅱ度,双肺呼吸音粗,右下肺可闻及少许湿啰音。胸片示:右下肺有小片状阴影。血常规:$WBC\ 6×10^9/L$,$N\ 60\%$,$L\ 40\%$。西医诊断:支原体肺炎。中医治以清热解毒、润肺化痰止咳。处方:金银花12g,连翘10g,石膏15g,薄荷9g,大青叶10g,玄参12g,桔梗6g,炒杏仁4g,紫菀9g,冬花9g,炙枇杷叶10g,炙百部10g,蝉蜕3g,甘草3g。水煎服,日1剂。服药2天体温降至36.6℃,食欲增加,二便正常,咳嗽大减,上方去石膏、大青叶、薄荷,加沙参10g,麦冬10g,川贝4g。服药3剂,咳嗽基本消失,为巩固疗效,原方再服2剂疾病痊愈,复查胸片肺部阴影消失。

验方来源 姜秀贤,高玉峰.清解润肺汤治疗小儿支原体肺炎50例.黑龙江中医药,2004,(3):6~7

临证阐释 本方为山东省建筑医院姜秀贤等医师临证验方,适用于儿童痰热蕴肺型支原体肺炎。病机属邪热壅肺,热盛阴伤,肺失宣降,故见发热、咳嗽;热伤肺络出现痰中带血、皮疹等;顽固性干咳或百日咳样咳嗽,是肺阴受损的表现。方中以金银花、连翘、大青叶清热解毒为君药;炒杏仁、紫菀、冬花、炙杷叶、炙百部润肺止咳化痰为臣药;薄荷、桔梗宣肺利咽,玄参养阴清热,蝉蜕解痉镇咳为佐使药。诸药相合,共奏清肺化痰、润肺止咳之效。

(赵兰才)

第四章 急性支气管炎

急性支气管炎是支气管的急性感染性炎症，凡能引起上呼吸道感染的病原体皆可引起支气管炎，常在病毒感染的基础上，继发细菌感染。在成年人急性支气管炎病因中病毒感染占85%～95%，最常见的病毒为鼻病毒、腺病毒、流感病毒、副流感病毒，引起急性支气管炎的细菌常为口咽部共生菌。细菌在亚健康人群中容易导致急性支气管炎，肺炎链球菌、嗜血杆菌、黏膜炎莫拉菌、百日咳杆菌是最常见的病原菌。本病是临床常见病和多发病，起病较急，全身症状多轻微，轻度畏寒、发热、头痛及全身酸痛，3～5天可消退。呼吸道症状常见有鼻塞、喷嚏、流涕、咽痛、声嘶，特征性表现是咳嗽，伴咳痰，痰或黄或白。主要为刺激性干咳伴少许黏痰，1～2天可转为黏液脓性痰，重者终日咳嗽，常持续数周，有时可有气急、胸闷、胸痛等。50%的患者咳嗽时间超过3周，25%的患者超过1个月。体征：局部听诊可闻及支气管呼吸音，啰音或干啰音；胸部X线检查有片状密度增高影；末梢血白细胞总数或中性粒细胞增高。痰培养不能鉴别病毒性与细菌性支气管炎。85%的急性支气管炎患者在不给予任何治疗的情况下会自行痊愈。抗生素仅对部分患者有效，多数急性支气管炎患者不需要抗生素治疗。

辨证论治

中医古籍中无急性支气管炎病名，根据临床表现可归属于"外感咳嗽"、"风温肺热"等病范畴。其病因病机为六淫邪气侵袭人体，外邪从口鼻而入，内舍于肺，肺为五脏之华盖，上连喉咙，开窍于鼻，司呼吸，外合皮毛，直接与外界接融，一旦遭受外邪侵袭，或从口鼻而入，或皮毛而受,肺部受感,肺气壅遏不宣,则咳嗽;外感风热或风寒入里化热,热壅于肺,炼液生痰,则痰热胶结,使肺的清肃之令失常;阳虚之人感受风寒或暑湿,则邪从寒化,转为痰湿阻肺证。中医可分为风寒袭肺证、风热犯肺证、风燥伤肺证、痰热壅肺证、痰湿阻肺证。

1. 风寒袭肺证

症见恶寒重,发热轻(38℃以下)或无热,鼻塞声重,流清涕,头痛,肢体酸楚,舌淡苔白,脉浮或浮紧。多发于冬春季节,患者大多由于极度疲劳,同时感受风寒引起,治以疏风散寒,宣肺止咳。常用止嗽散,由荆芥、前胡、白前、杏仁、陈皮、炙百部、桔梗、炙甘草组成。

2. 风热犯肺证

好发生在春夏秋季节,常见发热重,咳嗽频作而剧烈,咳声高亢,或咳声嘶哑,痰黄稠而黏,咳时汗出,乳蛾红肿疼痛,咽喉干燥疼痛,鼻流黄涕,口渴,头痛,恶风,舌尖红苔薄黄,脉浮数。治以疏风清热,宣肺化痰。常用桑菊饮,由桑叶、菊花、桔梗、杏仁、连翘、芦根、薄荷、生甘草、金银花组成。

3. 风燥伤肺证

症见干咳,连声作呛,喉痒,咽喉干痛,唇鼻干燥,无痰或痰少而粘连成丝,不易咯出,或痰中带有血丝,口干,或伴有鼻塞头痛,身热,舌苔薄白,舌质红,脉浮数。治以疏风清肺,润燥止咳。常用桑杏汤,由桑叶、杏仁、浙贝母、沙参、山栀子、知母、梨皮、芦根组成。

4. 痰热壅肺证

症见咳嗽气息粗促,痰多质黏厚或稠黄,咯吐不爽,或痰中带有血丝,身热面赤,口干欲饮,舌质红,舌苔薄黄腻,脉滑数。治以清热化痰肃肺。常用清金化痰汤,由黄芩、山栀子、桔梗、麦冬、桑白皮、浙贝母、知母、栝楼仁、橘红、茯苓、生石膏、甘草组成。

5. 痰湿阻肺证

症见咳声重浊,痰黏稠色白或带灰,鼻塞咽痒,胸闷脘痞,舌质淡或淡红,苔薄白腻,脉浮滑。治以宣肺止咳,化痰燥湿。常用三拗汤合二陈汤加减,常用药:麻黄、杏仁、甘草、法半夏、茯苓、陈皮。

验方妙用

1. 锄云止咳汤

药物组成 荆芥10g,前胡15g,白前10g,杏仁10g,贝母15g,化橘红10g,连翘15g,百部15g,紫菀15g,桔梗10g,甘草6g,苇茎30g。

加减运用 肺热加黄芩10g,鱼腥草24g;咽痛加射干12g,马勃12g;痰多加半夏12g,竹茹15g;热甚伤津加沙参15g,天花粉15g;久咳痰黏加炙麻黄9g,五味子9g;喘息加地龙15g,白果10g。

用药方法 每日1剂,5～7剂为1个疗程,一般治疗1～2个疗程。

适应病证 气管炎,咳嗽夜甚,喉痒胸闷,多痰,日久不愈,证属痰热壅肺之轻证。

病案举例 患者,女,45岁,2001年11月12日因咳嗽、喘息4天入院。4天前因受凉后出现咳嗽,咯白色黏痰,咯痰不利,伴喘息,动则尤甚,胸闷乏力,吞咽不适,曾在门诊口服"青霉素V钾"、"甘草片"等药物治疗,咳嗽无好转,咯黄色黏痰,痰量中等,喘息胸闷,气促。胸部X线片,诊1断为急性支气管炎入院。察其舌脉,舌红苔黄,脉滑数。辨证:咳嗽(痰热郁肺,肺失宣肃)。治法:宣肺清热,祛痰平喘。处方:荆芥10g,前胡15g,白前10g,杏仁10g,浙贝15g,化橘红10g,连翘15g,桔梗15g,甘草10g,苇茎30g,地龙15g,侧柏叶15g。每日1剂,连服3日,诸症大减。上方去侧柏叶,加瓜蒌仁12g。2剂,诸症获愈出院。

验方来源 罗泽民.锄云止咳汤治疗支气管炎120例疗效观察.安徽中医临床杂志,2003,15(3):213～214

临证阐释 锄云止咳汤是岳美中先生所创制。岳氏认为"气管炎"是因感冒而起,故不可强制其咳,或"兜涩其痰",以荆芥疏散积久之寒邪,再以前胡下气排痰,白前祛深部之痰,浙贝、化橘红利咽化痰,杏仁、桔梗利肺排痰,紫菀、百部止咳润肺,甘草、连翘清热解毒,苇茎清热生津保肺。全方重在祛邪化痰,清肺生津,而达止嗽之功。故对气管炎所致的咳嗽咳痰或伴喘息的病例有较好疗效,对急性支气管炎较慢性支气管炎疗效为佳。临床如能结合辨证早期用,可提高疗效。

2. 急支汤

药物组成 麻黄4g,杏仁、桔梗、白前各10g,百部15g,玄参20g,花椒、五味子各2g。

加减运用 鼻塞,加辛夷10g;头痛加羌活8g;痰多、便干加瓜蒌仁8g;痰多、便稀加苍术、茯苓各10g;咽痛加连翘15g。

用药方法 每日1剂,早晚分服,观察3~7天。服药期间饮食清淡,忌油腻辛辣之品。

适应病证 适用于风寒袭肺兼痰湿阻肺证之急性支气管炎,以咳嗽阵作,痰白而黏,鼻塞,咽痒,胸闷而喘为指征。

病案举例 患者,男,17岁,2006年9月25日初诊。患者5天前受凉后出现鼻塞流涕、咽痛、咳嗽,经口服阿莫西林、银翘片、克感敏等药物,出现阵阵剧咳,痰白而黏,鼻塞,身痛,舌苔薄白,脉浮。检查:体温37.5℃,咽部稍充血,扁桃体无肿大,听诊双肺呼吸音粗糙,未闻及干湿啰音。胸透提示:急性支气管炎。血常规正常。西医诊断:支气管炎。中医诊断:咳嗽,辨证属风寒袭肺、痰湿阻滞。治则:疏风散寒、止咳化痰。方药:麻黄4g,杏仁、桔梗、白前、橘红各10g,百部15g,玄参20g,花椒、五味子各2g。服药2剂后咳嗽减轻,继服原方加减2剂,咳嗽缓解,加减再服2剂,症状痊愈。

验方来源 雍善晴.急支汤治疗急性支气管炎.山东中医杂志,2008,27(4):275

临证阐释 急支汤是陕西省洋县中医院雍善晴验方,此方功效在于解表宣肺、止咳化痰。方中麻黄为肺经主药,宣肺散寒止咳;使风寒之邪祛而肺气宣,但麻黄用量不宜大,以免出汗过多,耗损肺气;杏仁肃降肺气而止咳,一宣一降,肺气调畅;桔梗化痰利咽,助麻黄宣肺;白前降气化痰,助杏仁肃降肺气;百部、橘红止咳化痰,花椒辛麻,以除咽痒,五味子酸甘,以敛肺止咳。全方具有宣肺散寒、止咳化痰作用。

3. 加味桑白皮汤

药物组成 炙桑白皮、杏仁、黄芩、桔梗、山栀子各15g,半夏、川贝母各10g,鱼腥草30g。

加减运用 咳嗽、咯痰明显,加橘红、炙百部各15g,全瓜蒌30g;伴喘息,加地龙10g,蜜麻黄10g;胸腹胀满,不思饮食,加焦三仙各15g,

枳实10g;伴气虚,加党参12g,黄芪15g;兼风寒表证加荆芥、防风各10g;兼风热表证者加桑叶10g,薄荷6g。

用药方法 水煎服,每日1剂,分2次服用。服药期间停用其他药物;忌食辛辣、戒烟、戒酒。

适应病证 痰热壅肺证之急性支气管炎。

病案举例 党某,女,38岁,农民。1996年2月12日就诊。患者自述2周前因"感冒"后出现咳嗽、咯白色痰,伴鼻塞,流涕,咽痒等症状,经自服"速效感冒胶囊"等西药后,鼻塞、流涕等症状消失,但咳嗽、咯痰等症未减,特来门诊治疗。患者就诊时咳嗽,咯黄色稠痰,带有血丝,面红,气粗,舌红苔黄,脉滑数。听诊两肺呼吸音粗。西医诊断:急性支气管炎。中医诊断:咳嗽(痰热郁肺),治宜清热宣肺,止咳化痰,方用桑白皮汤加味。处方:桑白皮(炙)、杏仁、黄芩、半夏、川贝、桔梗、山栀子、橘红各15g,全瓜蒌15gl,鱼腥草60g,生大黄(后下)、甘草各6g,2剂,水煎服。1996年2月15日复诊,诉诸症大减,偶尔咳嗽,饮食不佳,上方去大黄,加焦三仙各15g,3剂,水煎服后告愈。

验方来源 何林禄. 加味桑白皮汤治疗急性支气管炎130例. 陕西中医,1998,19(10):437

临证阐释 本方即古方桑白皮汤(《景岳全书》)加味而成,以桑白皮、杏仁、半夏、川贝母,止咳化痰,黄芩、山栀子、鱼腥草清泻肺热,桔梗乃舟楫之药,导引诸药上及于肺。全方共奏止咳化痰、涤肺平喘之功。何林禄用桑白皮汤加减治疗急性支气管炎130例,结果痊愈87例、显效41例,总有效率98.5%。

4. 清肺饮

药物组成 金银花30g,连翘30g,薄荷10g(后下),荆芥穗10g(后下),前胡10g,白前10g,贝母10g,杏仁10g,桔梗10g,黄芩15g,芦根30g,白茅根30,甘草10g。

加减运用 发热者加羚羊角粉0.6g冲服;咽痛者加牛蒡子10g,射干10g;热伤肺津、咽燥口干者加玄参10g;痰多咳吐不爽者加瓜蒌20g,桑白皮20g。

用药方法 每日1剂,水煎服。

病案举例 田某,女,28岁,干部,于2001年3月4日初诊。诉

2天前偶感风寒致咳嗽,咳吐白黏痰,量多不易咳出,咳嗽较剧烈,伴发热无汗,咽痛口干,鼻塞流涕,舌红苔黄,脉浮数。予清肺饮加减:金银花30g,连翘30g,薄荷10g(后下),荆芥穗10g(后下),前胡10g,白前10g,贝母10g,杏仁10g,桔梗10g,牛蒡子10g,桑白皮20g,黄芩15g,芦根30g,白茅根30g,甘草10g,羚羊角粉0.6g(冲服)。3剂,水煎服,每日1剂,早晚2次服用。3月7日复诊:已无发热,咳嗽减轻,咳吐白痰,量少,鼻塞、咽痛等症状减轻。又予清肺饮随症加减服用4剂。3月11日三诊:偶咳少痰,伴有症状消失。嘱其再服3剂以巩固疗效,咳嗽、咳痰等诸症消失而愈。

验方来源 刘红跃.清肺饮加减治疗急性支气管炎60例.吉林中医药,2004,24(6):24

临证阐释 本方适用于外感之邪由表化热入里、致痰热壅肺之证。方中金银花、连翘、薄荷、荆芥穗辛凉解表而清风热;前胡、白前、桔梗、杏仁、黄芩、甘草、芦根宣肺止咳,清肺生津;川贝母、杏仁化痰止咳;白茅根清热凉血,先固未病之地,以防传变。综观本方,以辛凉清宣为主,其宣肺清热、化痰止咳之效显著,故治疗急性支气管炎有较好疗效。刘红跃用此方加减治疗60例,结果治愈38例,显效20例,无效2例,总有效率96.7%。

5. 止嗽散

药物组成 桔梗12g,荆芥6g,紫菀10g,炙百部12g,白前10g,甘草6g,陈皮8g。

加减运用 若外邪偏盛见头痛、鼻塞、流涕等症,加白芷、辛夷花、桑叶;痰湿偏盛见痰多难咯、咳时欲吐、伴胸闷不适、舌苔厚腻等症,加茯苓、法半夏、厚朴、杏仁;若有热象见喉痛口干、痰黄、脉略数等症,加黄芩、浙贝母;咽痒甚者,加僵蚕、蝉蜕;咳剧呕吐者,加枇杷叶、旋覆花。

用药方法 每日1剂,水煎分2次温服。治疗期间忌鱼腥及煎炸食物,并嘱多饮开水,保暖避风寒。

病案举例 陈某,女,35岁,2005年12月26日初诊。自诉咳嗽2周,喉痒痛,咽干,在外院曾诊断为急性支气管炎。服过中、西药物未见好转,咳嗽时胸肋痛,痰少。舌边尖红,苔白稍厚,脉弦。证属外感咳嗽,余邪未清,有热象。治宜疏风清热,化痰止咳;方用止嗽散加减:荆芥 10g,白前 10g,桔梗 8g,紫菀 8g,杏仁 8g,半夏 10g,牛蒡子 10g,百部 10g,麦冬 8g,蝉蜕 10g,浙贝母 10g,陈皮 8g,甘草 3g,服药 3 剂而愈。

验方来源 高淑英,李国勤,边永君,等. 止嗽散治疗急性支气管炎 106 例. 光明中医,2006,21(12):1

临证阐释 止嗽散是清代医家程钟龄《医学心悟》一书中治疗咳嗽的方剂。止嗽散具有疏风解表、润肺止咳、顺气化痰之功效,因而是治疗外感咳嗽颇有良效的方剂。本方化痰宣肺止咳,并佐以疏散之品,以祛邪外出。方中紫菀、百部为君,二者均入肺经,味苦,性温而不热,润而不寒,功在止咳化痰,治咳嗽不分久新。臣以桔梗、白前,一宣一降,复肺气之宣降以增强君药止咳化痰之力。佐用橘红理气化痰;荆芥辛而微温,疏散风邪,祛邪外出,宣发肺气,开其闭郁,有启门逐寇之功效。甘草调和诸药,合桔梗又有利咽止咳之效,用为佐使药。诸药配合,可收宣肺止咳、疏风散邪之功效。本方药具有温而不燥、润而不腻、散寒不助热、解表不伤正的特点,正所谓"既无攻击过当之虞,大有启门驱贼之势",堪称温润相济,升降相因。因本方具有较好的宣肺止咳之功效,故治疗急性支气管炎可取得良好的疗效。

(赵兰才)

第五章 慢性咳嗽

慢性咳嗽是指病程超过8周以上的咳嗽,属中医学"久咳"、"久嗽"、"顽固性咳嗽"范畴,因病程较长,病机复杂而容易被误诊、误治。清·徐灵胎云:"诸病之中唯咳嗽之病因各殊而最难愈,治或稍误,即遗害无穷,余以此证考证四十余年,而后始能措手。"可见咳嗽一症虽然常见,但治疗却殊为不易。

西医对于慢性咳嗽的研究始于20世纪70年代末,Irwin首先提出慢性咳嗽的解剖学诊断程序。1998年,美国出台了第一部关于咳嗽的指南,2005年中华医学会也出台了我国的咳嗽诊治指南。在慢性咳嗽的病因中最常见的是咳嗽变异性哮喘、上呼吸道综合征(鼻后滴漏综合征)、胃食道反流、嗜酸性支气管炎等,但治疗方面却很棘手,效果有待进一步证实。中医学对"久咳"、"顽固性咳嗽"等的治疗有一定的优势,尤其对经西医用抗生素治疗无效的患者,仍可取得较好疗效。中医学对慢性咳嗽有很丰富的经验和治法,值得深入研究。

中医认为慢性咳嗽的病位主要在肺,但与胃、肾、肝、脾、心等脏腑功能失调密切相关,《素问·咳论》云:"五脏六腑皆令人咳,非独肺也。"

辨证论治

1. 邪滞鼻窍证

症见咳嗽,咳痰,口咽黏液附着、频繁清喉,咽痒不适,或鼻痒,鼻塞,流涕,打喷嚏等。舌质红,苔薄白或黄,脉濡或滑。肺开窍于鼻,邪滞鼻窍,壅塞不通,肺气不得通调,故咳嗽。治以芳香通窍,润喉止咳。常用苍耳子散,由苍耳子10g,辛夷10g,白芷12g,薄荷6~10g,玄参

12g,蝉衣6g,地龙12g,桔梗10g,生麻黄6g,杏仁10g,甘草6g,茯苓15g组成。加减:若热盛者加黄芩10g,生石膏30g,连翘12g;气虚者加黄芪30g,白术12g;阴虚加麦冬30g,生地15g。

2. 风寒恋肺证

症见刺激性干咳或咳吐少量白黏痰,通常咳嗽比较剧烈,呈阵发性,以夜间咳嗽为其重要特征。感冒、冷空气、灰尘、油烟等容易诱发或加重咳嗽。舌红苔白滑,脉弦紧。治以祛风散寒,宣肺止咳。常用金佛草散合止嗽散加减。常用药:旋覆花10g(布包),炙麻黄10g,白芍12g,杏仁10g,紫菀12g,荆芥10g,百部12g,白前12g,蝉衣10g,桔梗10g,浙贝15g,枇杷叶15g。

3. 肝胃气逆,肺失清肃证

症见胸骨后烧灼感,反酸,嗳气,胸闷等。咳嗽大多发生在日间,干咳或咳少量白色黏痰。有时患者有明显的进食相关的咳嗽,如餐后咳嗽,进食咳嗽等。舌质红苔黄,脉弦滑。治以和胃降逆,化痰止咳。常用旋覆代赭汤,由旋覆花10g,代赭石20g,党参15g,干姜10g,黄连8g,吴茱萸6g,半夏15g,紫苏10g,杏仁12g,紫菀12g,枇杷叶15g,甘草6g组成。

4. 痰湿犯肺证

症见咳嗽痰多,痰白而稀,胸脘作闷,或胃纳不振,神疲乏力,大便时溏,苔白腻,脉濡滑。治以健脾燥湿,化痰止咳。常用六君子汤合苓甘五味姜辛汤加减。常用药:陈皮10g,法半夏12g,茯苓12g,甘草6g,白术10g,党参15g,紫菀12g,款冬花12g,干姜10克,五味子10g,杏仁10g。

5. 痰热阻肺证

症见咳嗽,咳吐大量黄痰、绿痰,甚则咳血,胸闷气急,甚则不能平卧。舌质红苔黄腻,脉滑数。治以清热解毒,宣肺化痰。常用麻杏石甘汤合千金苇茎汤加减。常用药:炙麻黄10g,杏仁10g,生石膏30g,鱼腥草20g,桑白皮12g,桃仁10g,苇茎30g,冬瓜仁30g,薏苡仁30g,法半夏12g,陈皮6g,制南星10g,甘草6g。

6. 邪郁少阳,肺气失宣证

症见咳嗽,常伴胁肋疼痛,或有小便不利,甚至水肿呕吐,舌苔白,

脉弦。治以和解少阳，宣肺止咳。常用小柴胡汤，由柴胡15g，杏仁10g，黄芩10g，半夏12g，桑白皮12g，百部10g，紫菀10g，白前10g，桔梗10g，陈皮6g，五味子10g，甘草6g组成。

7. 阴虚肺热证

症见干咳无痰，或痰黄黏难咯，口燥咽干，手足心热，或伴低热，便秘，舌红苔少，脉细数。治以养阴清肺。常用养阴清肺汤，由玄参15g，杏仁10g，白芍15g，桔梗12g，桑白皮12g，麦冬30g，生地15g，枇杷叶15g，川贝15g，甘草6g组成。

验方妙用

1. 清肺定咳汤

药物组成 金荞麦20g，鱼腥草15g(后下)，白花蛇舌草20g，天浆壳12g，化橘红6g，苍耳子、枇杷叶(去毛，包)各10g，生甘草5g。

加减运用 高热咽喉肿痛，腮肿目赤，加蝉衣、僵蚕；恶寒者加炙麻黄3g；高热便秘者加牛蒡子或生大黄；咳喘甚者加葶苈子、桑白皮。

用药方法 每天1剂。

适应病证 风热流感，支气管炎、肺炎久咳而偏于痰热者。有清肺、化痰、定咳退热之效。尤对风温(肺炎)咳嗽、痰多、发热、痰黏稠或黄脓痰、口渴欲饮、苔微黄、脉数者有速效。

病案举例 汤某，咳嗽缠绵1个月，服中西药多方未愈，咳呛胸痛，口干欲饮，纳食不香，痰多黏稠，咯黄脓痰，舌红苔黄腻，脉弦细。诊为痰热蕴肺，外感误治，投清肺定喘汤，服5剂，咳止痰净，诸症如失。

验方来源 邱志济，朱建平，马旋卿．朱良春治疗外感久咳的经验和特色选项析．辽宁中医杂志，2002，29(1):8～9

临证阐释 本方是朱良春老中医自拟止咳效方，对痰热蕴肺之久咳、痰多、或痰黏阻滞，咯唾不爽之证归为合拍。方中金荞麦性味甘寒，味苦涩，可清热解毒、清化热痰、活血祛瘀，与鱼腥草配伍，清化痰热而利湿，痰消则久咳自止；白花蛇舌草清化痰热，而分利湿热；天浆壳味咸平，能软坚化痰而止咳平喘；枇杷叶微苦辛，清肺和胃，降气化痰，气下则火降痰顺；苍耳子祛湿升阳通督脉；橘红化痰；甘草润肺止咳而调和诸药。全方共奏祛湿清肺、化痰止咳之功效。

2. 辛润宁肺汤

药物组成 麻黄3g,杏仁、旋覆花、枇杷叶、僵蚕、桔梗、橘红各10g,当归15g,甘草6g。

加减应用 若咳引胸痛,为气被郁,气络失和,加广郁金、元胡;咳而痰多者加姜半夏;若实火上炎,咳嗽心烦,加知母、栀子;若便秘加川军、瓜蒌仁。

适应病证 秋凉骤至,不慎感邪,发为肺燥咳嗽。临证可见:咳嗽频作,日久不已,喉中燥痒,其咳即作,甚则胸中作痒,早晨晚间咳剧,不能安寐,少痰,或者无痰,口干,舌不红,苔薄,脉细或弦。

病案举例 王某,男,30岁,2001年10月24日就诊。天气骤凉,感而咳嗽。症见咳嗽频作,喉中燥痒,呛咳气逆,早晚较甚,夜不能寐,少痰,口干,不红,苔薄,脉细或弦。曾在省内多家医院治疗,经口服罗红霉素、羟氨苄青霉素,静脉点滴阿奇霉素、头孢拉啶等无效来诊。证属凉燥伤肺,肺失清润。治以辛润宁肺止咳。处方:麻黄3g,杏仁、旋覆花、枇杷叶、僵蚕、桔梗、橘红各10g,当归15g,甘草6g,生姜6片。服药3剂,咳嗽大减。上方更麻黄为前胡10g,服药3剂,咳嗽痊愈。

验方来源 李素云.曹世宏教授辨治久咳的经验.四川中医,2003,23(4):3~4

临证阐释 本方是江苏省中医院曹世宏教授治疗凉燥咳嗽的验方。方用麻黄辛温散寒,祛风止咳,旋覆花、枇杷叶肃肺降气、化痰止咳,僵蚕、桔梗利咽止咳,橘红化痰止嗽,甘草止咳而调和诸药,全方共奏辛润宁肺、润燥止咳之功效。

3. 九仙散

药物组成 干白参12g,款冬花12g,桔梗12g,桑白皮18g,浙贝母12g,五味子12g,罂粟壳12g,乌梅15g,玉竹20g。

适应病证 久咳不止的虚证咳嗽,特别是风寒、风热咳嗽失治而致虚证咳嗽,久咳不止,用通常验方难见效果。咳嗽不止,伴痰少或痰稠难咯或咽痒,或红,或呈痉挛性咳嗽,夜晚尤甚,身体倦怠,舌质淡,脉细。辨证为肺阴(气)虚型咳嗽。

病案举例 某女,28岁,2002年4月21日初诊。自诉咳嗽3月余,呈痉挛性咳嗽,痰少或黏稠难咯,咽痒如有异物,体倦纳呆。舌质

淡,苔薄白,脉细。胸部X线未见异常。证属肺气(阴)虚。治以上方,1剂而缓,2剂而渐,3剂而咳止。

验方来源 周桂华.九仙散治疗久咳不愈之肺虚咳嗽90例临床观察.湖南中医药导报,2003,9(1):30

临证阐释 九仙散出自《景岳全书》固方阵第十七条。九仙散方中给予补阴益肺药,辅以收涩药,对症施治,药到病除。方中款冬花润肺下气,止咳化痰;浙贝母现代医学认为有扩张平滑肌的作用;桔梗祛痰镇咳,能明显增加呼吸道黏液的分泌;乌梅敛肺气浮散,适用于久咳伤肺;罂粟壳用于肺虚久咳不止,能抑制咳嗽中枢;五味子能改善呼吸衰竭;桑白皮化痰泄肺;白参、玉竹益气滋阴,增加免疫功能。九味药配伍,疗效满意,本方尤适用于风寒、风热咳嗽所致久咳不止者。

4. 黛蛤散合小陷胸汤加味(1)

药物组成 黛蛤散(包)10g,制半夏10g,全瓜蒌30g,黄连3g,桑白皮10g,杏仁10g,葶苈子10g,车前子10g,炙款冬花10g,地龙10g,鱼腥草30g。

加减运用 痰多、气急明显者加苏子、生薏苡仁;口干咽燥、咯痰不爽者加知母、玄参;痰中带有血丝者去制半夏,加白及、藕节炭;鼻塞流涕者加前胡、桔梗;咽痒、干咳者加蝉衣、丹参。

用药方法 每日1剂,水煎,分早晚2次服用。治疗5天为一疗程。

主治病证 急慢性支气管炎患者,痰热内伏,肺气不宣,咳嗽痰多,缠绵不愈;过敏性咳嗽,突然发病,时咳时止。表现为顽固性咳嗽,咳声重浊,或夜咳阵阵,咳痰,痰稠色黄或白,咯痰不爽,气急,胸胁闷痛,咽痒,潮热,舌淡胖或紫暗,苔薄黄或厚腻,脉弦滑或细涩。

病案举例 金某,女,36岁,1998年4月25日初诊。1月前因感冒发热,咳嗽痰多,用抗生素静脉滴注治疗3天,身热已退,之后仍咳嗽不止,口服多种药物未效。诊见:咳嗽,以早晚为甚,痰多质稠黏,色黄白相兼,胸闷气塞,咳甚两胁抽掣作痛,大便偏干,舌质红,苔薄腻微黄,脉弦滑。胸部听诊:两肺呼吸音粗,右肺可闻及少量干啰音。X线摄片:两肺纹理增多,右肺下叶略模糊。血常规:白细胞计数及中性粒细胞在正常范围内。西医诊断:支气管炎伴肺部感染。中医辨证属痰毒郁结,肺失清肃。治拟化痰解毒、宣郁肃肺,方选黛蛤散合小陷胸汤加味。药用:黛蛤散(包)10g,制半夏10g,全瓜蒌30g,黄连3g,桑白皮10g,杏仁10g,葶苈子10g,车前子10g,炙款冬花10g,地龙10g,鱼腥草30g,黄芩10g,冬瓜子15g。水煎温服,5剂。药后咳嗽减轻,痰稀色黄,大便转软,仍胸闷,两胁不适,上方去黄芩、冬瓜子、鱼腥草,加川楝子10g,橘络5g,丹参30g,再进5剂。药后咳嗽、胸闷等症状消失,两肺听诊正常。随访3月,未见复发。

验方来源 陆梅华,陈永灿.黛蛤散合小陷胸汤加味治疗顽固性咳嗽106例.中国中医药信息杂志,2001,8(3):49

临证阐释 方中黛蛤散(青黛、蛤壳)疏肝宣肺清火、宣郁解毒化痰;小陷胸汤(制半夏、全瓜蒌、黄连)辛开苦降、化痰散结、清热解毒、宽胸理气;桑白皮、车前子清热化痰;鱼腥草解毒止咳镇痛;杏仁、葶苈子、炙款冬花宣肺降气、止咳化痰;地龙清热平喘通络。热毒既清,伏痰得化,则肺气宣畅,咳嗽自平。

5. 金沸草散

药物组成 旋覆花10g,制半夏10g,麻黄10g,白芍12g,生甘草5g,杏仁10g,白芥子10g,桔梗10g,前胡10g。

加减运用 如乍寒乍热,加柴胡、黄芩;高热气喘,加麻黄、生石膏;发热、咽痛,加银花、连翘、射干;痰多黏稠,加浙贝母、瓜蒌仁;哮喘、痰鸣,加苏子、葶苈子;发热、恶风、自汗,加桂枝、厚朴;久咳不止,加百部、紫菀、枇杷叶;体虚、易感冒,加黄芪、白术;痰涎清稀、头眩、心下满,加桂枝、白术;脾虚、食少或便溏,加党参、白术。

用药方法 每日1剂,水煎,分早晚2次服用。

适应病证 外感风寒,肺气不宣,咳嗽咽痒,痰少难咯,缠绵不愈之证。

病案举例 某女,26岁,1992年10月13日初诊。患者3个月前因淋雨受凉,出现鼻塞,流清涕,恶寒,周身酸痛,咳嗽痰多,服荆防败毒散合杏苏散2剂,诸症显著减轻,惟咳嗽不减。因图速效,改用西药,口服病毒灵、氯化铵合剂、麦迪霉素,又肌注青霉素3天不效,复配合输液7天,亦少效。不得已复用中药,先后更医4人,服药20余剂,大多为止咳化痰之品,并配服中成药如祛痰止咳冲剂、蛇胆川贝液、痰咳净、鲜

竹沥等,仍然咳嗽不止。现症:咽喉发痒,咳嗽频频,早晚尤甚,痰少难咯,稍感气紧,时而呛咳;舌质偏淡、苔白、中根部略厚,脉细带滑。查血常规、胸透及拍片均未见异常。辨证属风邪恋肺、肺失宣肃之象,予疏散风寒、宣肃肺气之金沸草散加减。药用旋覆花10g(包煎),法夏10g,白芍12g,生甘草5g,杏仁10g,白芥子10g,桔梗10g,前胡10g,荆芥10g,苏叶10g。水煎温服,2剂。

二诊:咽痒消失,咳嗽大减,咯痰爽利。上方合止嗽散加减:旋覆花10g(包煎),白芍12g,生甘草5g,荆芥10g,杏仁10g,炙紫菀15g,桔梗10g,前胡10g,炙百部10g,仙鹤草30g。3剂。

三诊:白天已不咳嗽,唯夜间偶尔咳几声。转用民间验方"止咳十一味"善后。

验方来源 余国俊.中医师承实录.中国中医药出版社,2006:9~14

临证阐释 此方为四川名医江尔逊老中医经验方。根据陈修园《医学从众录》止咳"轻则六安煎,重则金沸草散"制成本方。方中主药金沸草是旋覆花的茎、叶,近代用其花。方中旋覆花味辛,辛者能横能散,而能宣散肺气达于皮毛,而诸花皆升,旋覆独降,又能肃肺降气、豁痰蠲饮,一宣一降,恢复肺主治节之权;其味咸,咸者入肾,而能纳气下行以归根,使胃中的痰涎或水饮息息下行以从浊道出,不复上逆犯肺;白芍配甘草为"芍药甘草汤",酸甘化阴,能滋养肺津,舒缓肺气而解除支气管平滑肌的痉挛,此三味为方中不可挪移之品。随症合用六安煎(二陈汤加杏仁、白芥子)和桔梗甘草汤,共奏疏散风寒、肃肺化痰之功。

6. 甘露消毒丹

药物组成 滑石15g,茵陈30g,黄芩10g,石菖蒲12g,川贝母12g,木通6g,藿香12g,射干12g,连翘12g,白豆蔻10g,薄荷(后下)3g。

加减运用 湿盛痰多者加半夏、厚朴;风寒外束者加苏叶、前胡;痰热明显者加瓜蒌、薏苡仁;咳甚者加海蛤壳、杏仁;喘重者加葶苈子、苏子;咽喉肿痛者加山豆根、蚤休;发热者加生石膏、知母;恶心较重者加竹茹、半夏。

用药方法 水煎服,日1剂,早晚分2次服。5天为1个疗程。

主治病证 咳嗽,痰多黏稠,色白或微黄,胸闷不舒,肢体困倦,口渴不欲饮,口苦而黏,大便黏滞不爽,小便短赤,舌苔白腻或黄腻,脉濡、滑或弦。其中咳嗽、胸闷、苔腻为必备条件。

病案举例 杨某,男,56岁,干部,2000年8月23日初诊。患者咳嗽月余,西医诊断为急性气管-支气管炎。曾用中西药治疗,症状未见好转。诊见:咳嗽较重,痰多微黄而黏,胸闷不舒,脘痞纳呆,肢体困倦,口干不欲饮,大便黏滞不爽,便后肛门有灼热感,小便黄,舌质红、苔薄黄腻,脉滑数。听诊双肺呼吸音粗,可闻及少许干、湿性啰音。血常规检查 WBC 12.6×10^9/L,N 0.76;胸部X线提示双肺纹理增粗。证属湿热蕴肺,肺气壅滞。治宜清热利湿,宣畅肺气,取甘露消毒丹加减。处方:滑石15g,茵陈30g,黄芩10g,石菖蒲12g,川贝母12g,木通6g,藿香12g,射干12g,连翘12g,白豆蔻10g,薄荷(后下)3g,杏仁10g,瓜蒌30g,薏苡仁30g。5剂,水煎,每日1剂,分2次服。

5天后来诊,自述服2剂后咳嗽、咳痰即明显减轻,5剂服完,咳止痰消。但尚感肢体困乏,纳谷不香,舌苔白腻,脉弦。此热邪将去、湿邪较盛之候。上方去滑石、茵陈、木通、薄荷。再进5剂,诸症悉除,复查血常规及胸部X线,均恢复正常。

验方来源 1 王燕青,陶红卫.甘露消毒丹加减治疗湿热咳嗽78例.江苏中医药,2002,23(11):23~24

2 路军章.刘渡舟教授用甘露消毒丹治湿热咳嗽的经验.新中医,1991,10:12~13

临证阐释 甘露消毒丹出自《温热经纬》卷五,又名普济解毒丹,原治湿温疫疠之病,而为发热倦怠,胸闷腹胀,肢痠咽肿,斑疹身黄,怔忡口渴,溺赤便闭,吐泻疟痢,淋浊疮疡等症。方中茵陈味苦性微寒,本经言其"主风湿寒热邪气"。藿香味辛性微温,芳香化湿,《本草正义》言其"芳香而不嫌其猛烈,温煦而不偏于燥烈",能祛除阴霾湿邪。此二药合用为君以芳化清利。辅以黄芩、连翘清肃肺热。石菖蒲、白蔻仁辛温宣肺理气、开泄湿浊,贝母、射干清肺利咽化痰,滑石、木通利水道以清湿热,薄荷辛凉宣肺透热。诸药配合,使湿化热清,气机畅利,肺气得以正常宣降,不治咳则咳自愈。由于肺为娇脏,位居上焦,用药当忌大苦大寒之品以免闭郁肺气,刘渡舟教授用本方时必轻用黄芩(一般用3g左

右),且去木通而改用甘淡之通草。纵观全方,其用药辛温、苦寒互配,宣发、肃降、温通、淡渗并用,使其方不偏不倚,轻清平淡,正如叶天士《临证指南医案》中言:"治湿不用燥热之品,皆以芳香淡渗之药,疏肺气而和膀胱,此为良法。"

7. 一服散

药物组成 半夏12g,杏仁10g,乌梅12g,紫苏10g,生姜10g,阿胶(烊化)12g,炒米壳12g,甘草6g。

加减运用 无明显表证者均去生姜;有痰加川贝;黄痰加胆星12g,鱼腥草20g;咳痰量多,泡沫长期不断者,加细辛4g,干姜10g;出现憋喘者,加地龙12g;咽部有异物感者加夏枯草30g,牡蛎30g;平常易感冒者加黄芪30g,太子参30g。

用药方法 水煎2次,温服,早晚各1次,每日1剂,7天为1疗程。

适应病证 各种原因导致的咳嗽,经多方治疗咳嗽不愈,或反复发作。

病案举例 杜某,男,36岁,1995年6月7日来诊,因咳嗽2年余,经治疗不愈前来就医。患者因双侧扁桃体炎反复发作,于2年前行双侧扁桃体摘除术,术后月余即感咽喉干燥不适,咽痒,继而咳嗽,干咳少痰,平时每感咽部不适,必连续咳嗽数声,经抗炎、止咳等治疗无明显好转,舌质红,苔薄黄,脉沉细而弦。证属术后气道损伤,久咳伤肺,肺失肃降,用一服散加减。处方:乌梅15g,生地12g,麦冬12g,杏仁12g,知母10g,半夏12g,阿胶(烊化)15g,炒米壳12g,百部10g,百合20g,甘草6g。服3剂后咳嗽明显减轻,再以原方加牡蛎30g,连服7剂,咳嗽症状已基本消失,跟踪观察1年未复发。

验方来源 武来奋. 一服散治疗顽固性咳嗽80例. 2001,1:7

临证阐释 一服散是《沈氏尊生书》中治疗时行咳嗽的方剂。一服散本是用以治疗时行咳嗽的方剂,但从其药物功效及组方结构来看很适用于治疗顽固性咳嗽。方中半夏、杏仁燥湿化痰,宣开肺气,历来为治疗咳嗽之要药;紫苏能清肺气,化痰;生姜、甘草可疏表和里;阿胶是该方中重要药物,《本草纲目》指出"凡治咳喘,不论肺虚、肺实均不可温,须用阿胶安肺润肺",阿胶在该方中可养血润肺;乌梅、米壳能固收正气,通过敛肺脏虚耗之气而达到止咳目的。且乌梅味酸既能收涩又可生津,很适用于咽干久咳的患者。纵观本方药物的组成,妙在一开一收,开者祛邪气,收者保正气,肺气归复,邪气被除,则咳嗽自愈。用此方不必拘泥,收敛药宜中病即止,不必担心留邪滞邪,其余均可根据临床症状加减应用。

8. 麻黄连翘赤小豆汤加味

药物组成 生麻黄10g,南杏仁10g,桑白皮10g,赤小豆15g,连翘壳15g,苍术10g,土茯苓15g,晚蚕砂30g,厚朴10g,法半夏10g,茵陈20g,枳实30g。

加减运用 无明显表证者均去生姜;有痰加川贝;黄痰加胆星12g,鱼腥草20g;咳痰量多,泡沫长期不断者加细辛4g,干姜10g;出现憋喘者,加地龙12g;咽部有异物感者加夏枯草30g,牡蛎30g;平常易感冒者加黄芪30g,太子参30g。

用药方法 水煎2次,温服,早晚各1次,每日1剂,7天为1疗程。

适应病证 湿热郁肺之咳嗽系由于外感风热湿邪所致。临床表现为干咳,或咳少许黏痰,或黄白相兼痰;常伴有胸闷,咽喉不适,口黏腻,舌质红、苔黄腻,脉弦滑,兼或不兼有表证。血象大多正常,少数有升高。X线胸片显示,肺纹理增粗、紊乱。患者大都有使用抗生素或用宣肺解表、化痰止咳中药,但收效甚微,缠绵难愈。

病案举例 (病例1)患者某女,36岁,1988年5月13日初诊。患者每遇春季梅雨季节,易发咳嗽,以干咳为主,偶有少许黏白痰,发病已两年。去年夏秋季气候潮湿闷热亦引发咳嗽,多方治疗效果不显。经查阅既往治疗病历除频繁应用多种抗生素及抗过敏药外,中医多数以"清肺热"、"化痰热"甚至"清燥润肺"或小青龙汤之类方药,也未能缓解咳嗽。刻下症见咳嗽频作,多为连声干咳,偶有少量白黏痰,伴咽痒胸闷,有时自觉全气道均有郁闷作痒感,晨起口黏腻,胃纳不馨,口中乏味,不欲饮。近日来心胸烦闷尤为明显,夜寐欠安,有"懊"、"不快"之苦,时欲深呼吸以减轻"气闷"。舌质红略暗,舌苔白黄腻偏厚,脉象濡缓,右寸浮细滑。证属湿热郁肺,肺气失宣,热郁胸中,气逆于上。治宜清化湿热,宣畅气机。方用麻黄连翘赤小豆汤合栀子豉汤加减:生麻黄

10g,连翘15g,赤小豆15g,桑白皮15g,南杏仁10g,生甘草6g,生栀子10g,淡豆豉10g,白鲜皮10g,地肤子10g,藿香15g,白蔻仁6g。7剂,每日1剂,水煎服。

二诊:服药7剂咳嗽已减大半,心中懊消除,咽痒胸闷显著改善,厚腻苔减少过半,食欲增进。效不更方,原方续进7剂。

三诊:咳嗽基本缓解,胸闷咽痒已除,腻苔已退,脉象细滑。

(病例2)苗某某,男,63岁,退休干部,2001年6月15日初诊。无明显诱因咳嗽,迁延月余,咳痰稀黏,夹少许血点,无胸闷痛,咽痒则咳,咽红不肿,口不干,稍黏腻,饮食、二便如常,舌质红、苔黄腻偏厚,脉沉弦,右寸滑。血常规:WBC $10.8 \times 10/L$,N 0.79,L 0.21。X线胸片示两肺纹理增粗、紊乱。辨证:湿热郁肺,热重于湿,灼伤肺络,宣肃失职。治法:化湿清热,宣肺止咳,佐凉血止血。处方:生麻黄10g,连翘15g,赤小豆10g,杏仁10g,桑白皮15g,藿香10g,蔻仁10g,桔梗10g,生甘草6g,枇杷叶15g,射干10g,蝉蜕10g,羚羊角胶囊2粒。5剂。

二诊:咳嗽明显减少,血象恢复正常,唯咽痒则咳,咽喉红不肿,咳痰稀白黏,无血点,余无不适,舌红暗、苔薄黄腻,脉沉细滑。湿热之势得挫,肺气得以宣发,肺中伏热未尽,继守上方出入,以除余邪。处方:生麻黄10g,连翘10g,赤小豆10g,杏仁10g,桑白皮15g,桔梗10g,生甘草6g,藿香10g,地骨皮15g,贯众30g,蝉蜕10g,红花6g。5剂,药尽病除。

验方来源 1 洪广祥.慢性干咳治疗之我见.中华中医药杂志,2006,21(6):344~348

2 万丽玲.麻黄连翘赤小豆汤加味治疗湿热咳嗽体会.江西中医学院学报,2002,14(3):33

临证阐释 麻黄连翘赤小豆汤是《伤寒论》中用以治疗湿热黄疸的名方,名老中医洪广祥教授以此加减治疗慢性干咳湿热郁肺证,是基于该方既能清利湿热,又能宣畅肺气,既可外散表邪,又能内清"瘀热",为表里双解、双向调节的良方。再加苍术、厚朴,以苦温燥湿;茵陈、土茯苓擅长清利湿热,使湿热毒邪由小便而解,并能健脾胃,助运化,绝湿源,为治湿热之要药。晚蚕砂味甘辛,性温,有祛风湿、化湿浊的作用。王士雄谓其"既引浊下趋,又能化湿浊使之归清。"蚕砂与"主治大风在皮肤中如麻豆苦痒"(《神农本草经》)、有较强抗过敏活性的枳实相配伍,能抑制嗜酸性粒细胞性支气管炎的变态反应,达到相得益彰的效果。

9. 黛蛤散合小陷胸汤加味(2)

药物组成 黛蛤散(包)10g,制半夏10g,全瓜蒌30g,黄连3g,桑白皮10g,杏仁10g,葶苈子10g,车前子10g,炙款冬花10g,地龙10g,鱼腥草30g。

加减运用 痰多、气急明显者加苏子、生薏苡仁;口干咽燥、咯痰不爽者加知母、玄参;痰中带有血丝者去制半夏,加白及、藕节炭;鼻塞流涕者加前胡、桔梗;咽痒、干咳者加蝉衣、丹参。

用药方法 每日1剂,水煎,分早晚2次服用。5天为1疗程。

适应病证 外感后咳嗽、急慢性支气管炎、过敏性咳嗽所致顽固性咳嗽,证属痰毒郁结、肺失清肃者。临床表现为咳嗽,咳声重浊,或夜咳阵阵,咳痰,痰稠色黄或白,咯痰不爽,气急,胸胁闷痛,咽痒,潮热,舌淡胖或紫暗,苔薄黄或厚腻,脉弦滑或细涩。咳嗽、咳痰均在1个月以上,大多曾用西药治疗而收效不显。

病案举例 金某,女,36岁,1998年4月25日就诊。1月前因感冒发热,咳嗽痰多,用抗生素静脉滴注治疗3天,身热已退,之后仍咳嗽不止,口服多种药物未效。诊见:咳嗽,以早晚为甚,痰多质稠黏,色黄白相兼,胸闷气塞,咳甚两胁抽掣作痛,大便偏干,舌质红,苔薄腻微黄,脉弦滑。胸部听诊:两肺呼吸音粗,右肺可闻及少量干啰音。X线摄片:两肺纹理增多,右肺下叶略模糊。血常规:白细胞计数及中性粒细胞比例在正常范围内。西医诊断:支气管炎伴肺部感染。中医辨证属痰毒郁结,肺失清肃。治拟化痰解毒、宣郁肃肺,方选黛蛤散合小陷胸汤加味。药用:黛蛤散(包)10g,制半夏10g,全瓜蒌30g,黄连3g,桑白皮10g,杏仁10g,葶苈子10g,车前子10g,炙款冬花10g,地龙10g,鱼腥草30g,黄芩10g,冬瓜子15g。水煎温服,5剂。药后咳嗽减轻,痰稀色黄,大便转软,仍胸闷,两胁不适,上方去黄芩、冬瓜子、鱼腥草,加川楝子10g,橘络5g,丹参30g,再进5剂。药后咳嗽、胸闷等症状消失,两肺听诊正常。随访3月,未见复发。

验方出处 陆梅华,陈永灿.黛蛤散合小陷胸汤加味治疗顽固性

咳嗽106例.中国中医药信息杂志,2001,8(3):49

临证阐释 取黛蛤散合小陷胸汤为主,以化痰散结、清热解毒、宣郁通络。基本方中黛蛤散(青黛、蛤壳)疏肝宣肺清火、宣郁解毒化痰;小陷胸汤(制半夏、全瓜蒌、黄连)辛开苦降,化痰散结、清热解毒、宽胸理气;桑白皮、车前子清热化痰;鱼腥草解毒止咳镇痛;杏仁、葶苈子、炙款冬花宣肺降气、止咳化痰;地龙清热平喘通络。热毒既清,伏痰得化,则肺气宣畅,咳嗽自平。

10. 柴胡清肺饮

药物组成 柴胡、前胡各9g,赤芍药、白芍药各18g,平地木30g,黄芩18g,青皮、陈皮各9g,姜竹茹9g,姜半夏9g,佛耳草18g,蚤休9g,半边莲30g,江剪刀草30g。

加减运用 无明显表证者均去生姜;有痰加川贝;黄痰加胆星12g、鱼腥草20g;咳痰量多,泡沫长期不断者加细辛4g、干姜10g;出现憋喘者,加地龙12g;咽部有异物感者加夏枯草30g、牡蛎30g;平常易感冒者加黄芪30g、太子参30g。

用药方法 水煎2次,温服,早晚各1次,每日1剂。

适应病证 适用于肝郁肺热之咳嗽(常见于感冒后迁延性咳嗽、慢性支气管炎久咳等)。久咳不止,或反复发作的患者,虽屡用抗生素及润肺、清肺、宣肺等法,往往效果不显。患者常表现为咳嗽日久,胸胁胀闷,口苦咽干,面红升火,头昏易汗,有时伴有寒热往来,舌苔白腻或带黄,舌质红,脉象弦细等症。此乃表邪内郁,少阳枢机不利,以致肺失宣肃,导致肝郁化火、痰湿滞留的症候群。

病案举例 黄某某,男性,70岁。初诊日期:1997年5月7日。10余年来每逢冬季咳嗽,咯白色泡沫痰,近2~3年呈全年发病,清晨咯白色泡沫痰,每天约50ml。曾摄胸片:两肺纹理增粗。经中西医多方治疗1年,症状反复发作,缠绵难愈。刻诊:咳嗽,痰白如泡沫,易汗,易感冒,畏寒,头昏耳鸣,口苦咽痒,腰膝酸软。查:咽充血,淋巴滤泡增生。两肺呼吸音正常。苔薄腻质红而干,脉小弦。诊断:咳嗽(肝肾不足型),慢性咽炎,慢性支气管炎。证属表邪内郁,少阳枢机不利,肺失宣肃,久病及肾。治拟疏肝益肾,佐清肺化痰。方用:柴胡9g,前胡9g,赤芍药18g,白芍药18g,细辛4.5g,平地木30g,十大功劳叶12g,青皮

9g,陈皮9g,姜半夏9g,黄芩12g,佛耳草18g,江剪刀草30g,桑叶9g,桑白皮9g,桑椹子9g,桑寄生12g,女贞子12g,杜仲9g。7剂。并嘱患者饮食清淡,忌食辛辣、海鲜。药后咳嗽咯痰减少,诸症缓减,仍感咽痒,前方加玉蝴蝶4对,蝉衣6g。服药28剂后咳嗽、咯痰已十去其九,再以原方加黄芪15g、防风9g、苍术12g、白术12g、薏苡仁18g。调治2月,随访半年未复发。

按:本患者除了有肝郁肺热之证外,尚有肝肾不足现象,故在"柴胡清肺饮"的基础上加入桑椹子、桑寄生、女贞子、杜仲等补益肝肾之品,养肝而不助湿,补肾而不伤阴,这对原本肝郁气滞体质来说,用药甚为切当。

验方来源 邵长荣,张颖,施红.柴胡清肺饮治久咳.上海中医药杂志,2001,3:24～25

临证阐释 此方乃上海名老中医邵长荣治疗表邪内郁、少阳枢机不利、以致肺失宣肃、导致肝郁化火、痰湿滞留的经验方。在长期的临床积累中,邵老主张对这类久咳患者,除"治肺"外,应特别重视"治肝"。方中柴胡为疏肝解郁之要药,但其性燥主升,容易劫阴,故取前胡性润主降,两药相配,润燥相得,共奏"制木安金"之功;伍平地木、白芍药,加强疏肝理气作用,气机通顺,则全身津液输布畅行,更有利于行滞解郁。另外,白芍药柔肝敛气,赤芍药解痉活血,气血同用,对"久病入络"的久咳者,更为切中病机;黄芩为清上焦肺热的要药,佛耳草、蚤休、半边莲、江剪刀草清热解毒、化痰止咳;青皮、陈皮、姜竹茹、姜半夏健脾化痰,扶胃和中。

11. **锄云止咳汤**

药物组成 荆芥10g,前胡15g,白前10g,杏仁10g,贝母15g,化橘红10g,连翘15g,百部15g,紫菀15g,桔梗10g,甘草6g,苇茎30g。

加减运用 肺热加黄芩10g,鱼腥草24g;咽痛加射干12g,马勃12g;痰多加半夏12g,竹茹15g;热甚伤津加沙参15g,天花粉15g;久咳痰黏加炙麻黄9g,五味子9g;喘息加地龙15g,白果10g。

用药方法 水煎2次,温服,早晚各1次,每日1剂。5～7剂为1个疗程,一般治疗1～2个疗程。

适应病证 支气管炎,咳嗽夜甚,喉痒胸闷多痰,日久不愈。

病案举例 患者,女,45岁,2001年11月12日因咳嗽、喘息4天入院。4天前因受凉后出现咳嗽,咯白色黏痰,咯痰不利,伴喘息,动辄尤甚,胸闷乏力,吞咽不适,曾在门诊口服"青霉素V钾"、"甘草片"等药物治疗,咳嗽无好转,咯黄色黏痰,痰量中等,喘息胸闷,气促。行胸部X线片检查,诊断为急性支气管炎入院。察其舌脉,舌红苔黄,脉滑数。辨证:咳嗽(痰热郁肺,肺失宣肃)。治法:宣肺清热,祛痰平喘。处方:荆芥10g,前胡15g,白前10g,杏仁10g,浙贝15g,化橘红10g,连翘15g,桔梗15g,甘草10g,苇茎30g,地龙15g,侧柏叶15g。每日1剂,连服3日,诸症大减。上方去侧柏叶,加瓜蒌仁12g。2剂,诸症获愈出院。

验方来源 罗泽民.锄云止咳汤治疗支气管炎120例疗效观察.安徽中医临床杂志,2003,15(3):213~214

临证阐释 本方是岳美中先生为"气管炎、咳嗽夜甚,喉痒胸闷多痰日久不愈"而设。岳氏认为气管炎的病例在于感冒而起,固不可强制其咳,或"兜涩其痰",故以荆芥疏散积久之寒邪,再以前胡下气排痰,白前祛深部之痰,浙贝母、化橘红利咽化痰,杏仁、桔梗利肺排痰,紫菀、百部止咳润肺,甘草、连翘清热解毒,苇茎清热生津保肺。全方重在祛邪化痰,清肺生津,而达止嗽之功。

12. 干咳宁

药物组成 青皮10g,杏仁10g,桔梗10g,苏叶15g,旋覆花10g,枇杷叶10g,辛夷花10g,苍耳子10g,黄芩10g,生甘草10g。

加减运用 如遇咽痒、鼻痒甚者,酌加乌梅、白鲜皮、蝉蜕等;咽干咽痛者加木蝴蝶、牛蒡子、玄参;泛酸呃逆者加代赭石等;痰少色白脉浮者加麻黄、细辛、法半夏、天浆壳等;湿热重者合麻黄连翘赤小豆汤;气虚明显者酌情合用玉屏风散;脾气急躁易怒者合黛蛤散;久病入络者可加桃仁、丹皮、赤芍等。

用药方法 水煎服,日1剂。

适应病证 慢性咳嗽。临床症见咽痒则咳,干咳为主,或伴咽部有异物感,或鼻塞、有涕滴入咽喉感,或泛酸呃逆,或烦躁易怒,舌暗红、苔白或黄腻,脉弦等。

病案举例 患者熊某,女,30岁,2001年5月3日初诊。反复咳嗽

3月余。摄胸片未见异常。服用头孢拉定、阿奇霉素胶囊及止咳糖浆等药无效,咽痒则咳,咳声连连,严重影响工作和休息。就诊时症见:咽痒则咳,夜间平卧后加重,痰少微黄,常有涕滴入咽喉感,有时泛酸呃逆,口微苦,近来性情烦躁,舌质暗红、苔黄白相兼,脉弦。治以宣畅气机,祛风抗敏止咳。处方:青皮10g,杏仁10g,桔梗10g,苏叶15g,旋覆花10g,枇杷叶10g,辛夷花10g,苍耳子10g,黄芩10g,生甘草10g,乌梅10g,蝉蜕10g。水煎服,日1剂。服药期间嘱其清淡饮食,忌生冷、油腻、辛辣,忌烟酒。连服7剂后咳嗽明显减轻,二诊根据患者口苦、舌苔黄腻的特点,在上方基础上加麻黄、连翘、赤小豆清热宣肺利湿,继服14剂咳止,余症悉除。随访3个月,咳嗽未再复发。

验方出处 赵丽芸.洪广祥治疗慢性咳嗽经验拾隅.江西中医药,2006,37(1):5~6,12

临证阐释 该方是洪广祥教授治疗慢性咳嗽经验方。根据慢性咳嗽的病机特点,洪教授认为调畅气机是治疗的关键,提出"疏肝气、利肺气、降胃气"的重要治法,降逆平冲,使肝气条达,肺气宣畅,胃气和降,则咳自止。其基本药物为青皮、杏仁、桔梗、苏叶、旋覆花、枇杷叶、辛夷、苍耳子、黄芩、甘草,用以治疗以肝肺胃三者气机失和为主要病机的慢性咳嗽。方中青皮入肝、胆经,味苦而辛,苦能下气,辛能发散,具有疏肝破气、消积化滞、解表之功效。《本草纲目》谓青皮"善治胸膈气逆,胁痛……疏肝胆,泻肺气"。旋覆花,味苦而辛,入肺、肝、胃经,倪米谟《本草汇言》曰:"旋覆花,消痰逐水,利气下行。"枇杷叶味苦,性凉,入肺、胃经,能清肺和胃,降气化痰,李时珍《本草纲目》称:"枇杷叶气薄味厚,阳中之阴,治肺胃之病,大都取其下气之功耳。气下则火降痰顺,而逆者不逆……咳者不咳矣。"青皮、旋覆花、枇杷叶三者相合,调理肝、肺、胃三脏气机,共为君药。紫苏叶,味辛,《得配本草》称其能"疏肝、利肺、理气、定咳、解郁",《本草正义》亦云:"紫苏,芳香气烈,外开皮毛,泄肺气而通腠理,上则通鼻窍",可见本药既能宣肺逐邪,通鼻窍,又为调气之佳品;苦杏仁,归肺、大肠经,苦泄,能降肺气而止咳,《神农本草经》谓:"苦杏仁,主咳逆上气,雷鸣,喉痹……"。桔梗,《本草求真》言其"系开提肺气之圣药",《珍珠囊》云其能"疗咽喉痛,利肺气,治鼻塞"。杏仁、桔梗两药一降一宣,调达气机,疏风宣肺,为外邪郁闭、肺失宣肃之

咳嗽的良药,配合紫苏叶,更加强疏风宣肺、调气之功,三者并为臣药。辛夷,归肺、胃经,味辛苦,性温,苍耳子,归肺、肝经,味甘苦,性温,两药均有散风寒,通鼻窍之效,常用于鼻鼽、鼻渊等病证。黄芩,苦寒,有清热燥湿、泻火解毒之效,《素问·至真要大论》中说:"诸逆冲上,皆属于火",黄芩可泻火降逆,与辛夷花、苍耳子同为佐药。生甘草,配合桔梗组成《伤寒论》之桔梗汤,其利咽解毒、宣肺止咳力胜,且生甘草可调和诸药药性,故为佐使药。纵观全方,着力于调畅气机,兼能疏风、止痒、通窍、利咽,配伍得当。

13. 理中丸加味方

药物组成 党参15g,白术10g,干姜10g,炙甘草10g,细辛5g,五味子10g,杏仁10g,前胡10g,紫菀10g,百部10g。

加减运用 咽干、咽痒者加桔梗、防风;有痰或痰多色白者加半夏;痰黄者加鱼腥草;痰多气喘者加葶苈子;鼻塞者加辛夷花或薄荷。

用药方法 每日1剂,水煎服,一次服用,儿童剂量减半,10天为1个疗程。治疗期间忌服寒凉及腥臊食物。

适应病证 ①咳嗽至少3周以上;②咳嗽是目前主要的症状;③不伴咯血;④排除与咳嗽相关的慢性呼吸系统疾病;⑤胸部X线片示无明显异常;⑥有痰或无痰。

病案举例 1. 李某某,女,54岁,机关干部,以咳嗽3个月余为主诉前来就诊。患者因3个月前受凉后出现咳嗽,咯少许白黏痰,伴恶寒,发热,全身酸痛,服用感冒药后,发热等症状缓解,但仍反复咳嗽,曾在市某医院治疗,先后给予口服及静脉使用抗生素,口服止咳平喘药,治疗3个月,但咳嗽无明显好转,以深夜平卧时咳嗽明显,痰白少而黏,每晚只能睡2～3小时,痛苦不堪,伴咽痒,胸骨后灼热感,胸闷,需深吸气才感舒畅,饮食、二便正常,舌淡,苔薄白,双寸脉稍沉。血常规检查各项指标正常。胸片示:双肺纹理稍增粗。首诊拟理中丸加味5剂予以治疗。方药组成:党参15g,白术10g,干姜10g,炙甘草10g,细辛5g,五味子10g,杏仁10g,半夏10g,紫菀10g,百部10g,桔梗10g。同时嘱每晚临睡前不能进食,忌辛辣之品。复诊时诉咳嗽已明显减少,只于刚开始平卧时出现短暂咳嗽,无痰,咽痒减轻,不影响睡眠,继前方去桔梗、半夏,再服5剂后,咳嗽症状完全消失,复查胸片正常。

2. 患者,男,69岁,退休干部,2001年3月初诊。咳嗽4月余,伴痰多白稠。初起感冒发热、咳嗽,经用抗生素,热退,然咳嗽不愈,且渐加重。胸片示右中下肺见片状阴影,按肺部感染治疗,每日静滴抗生素,经治一月,咳嗽无缓解,遂考虑系结核感染,改用抗结核治疗月余,咳嗽、胸闷等症仍无缓解,肺部阴影无大改变,遂改投中医。诊见舌淡红,苔白厚腻,脉沉细滑,纳减,疲乏。拟为中阳受损,痰湿阻肺。治以温中健脾,化痰止咳,予理中汤加味化裁。药用:党参10g,白术15g,干姜10g,炙甘草6g,细辛8g,五味子6g,杏仁10g,浙贝母10g,白芥子10g。水煎服,每日1剂,初诊3剂后,咳嗽大减,痰转稀而易咯,胸闷顿释,精神转佳,胃纳渐增。继守上方3剂,苔厚腻渐化,咳嗽稀少。守上方去杏仁、浙贝母,加茯苓10g,陈皮10g,半夏10g。继服10余剂,咳平,胸片示右肺阴影吸收。

验方出处 1 杨凤仙,黄振炎. 理中丸治疗慢性咳嗽86例. 福建中医,2004,35(4):31~32

2 唐农. 谈谈理中汤治疗肺咳. 广西中医药,2004,24(4):34~35

临证阐释 沈金鳌《杂病源流犀烛·咳嗽哮喘源流》曰:"肺不伤不咳,脾不伤不久咳,肾不伤不喘。"这说明久咳不愈者,皆因发病早期,治理不当,缠绵不愈,子病及母,脾土受损,中阳不振,则土不生金,肺金不利,肃降无权,发为咳嗽。治宜温中健脾,宣肺止咳。理中丸为温中健脾代表方,选用理中丸取其"培土生金"之意;加上五味子、细辛,则一宣一收,使肺宣肃有权;百部、紫菀、北杏仁则能润肺止咳。全方寒热、润燥并用,达到温中健脾、宣肺止咳之功。在临床实践中,对一些慢性咳嗽,尤其是咳嗽不爽伴有气短者,症状改善更明显。

(苗 青)

第六章 咳嗽变异性哮喘

咳嗽变异性哮喘(cough variant asthma,CVA)是一种特殊类型的哮喘,慢性咳嗽是其惟一或主要临床表现,常无明显喘息、气促症状或体征,但有气道高反应性。主要表现为刺激性干咳,通常咳嗽比较剧烈,夜间咳嗽为其重要特征;感冒、冷空气、灰尘、油烟、深呼吸等容易诱发或加重咳嗽。剧烈咳嗽可进一步增高气道的反应性,若不及时给予有效治疗,部分患者可发展为典型哮喘。

辨证论治

中医治疗 CVA 应重视以下几点:

1. 重视疏风药物的应用,强调解痉止咳

以晁恩祥教授为代表的众多学者均认为风邪是本病证发生、发展和演变过程中的主要因素,提出以"风咳"命名本病。针对风邪袭肺这一关键病机,应用疏风宣肺、解痉止咳法。有以下特点:第一,疏风药物以辛温为主,这类药物中以麻黄、荆芥、苏叶等最合本证;第二,应用虫类药祛风解痉止咳,通络搜风,对于咽痒不止、呛咳剧烈者尤为适宜,以蝉蜕、僵蚕、地龙、全蝎最为常用;第三,祛风利咽,针对咽部不适,咽干、咽痒,而呛咳不止,常用桔梗、生甘草、薄荷、射干、板蓝根、玄参、木蝴蝶、凤凰衣等清咽利喉药物;第四,疏风宣通鼻窍;第五,对风邪盛、干咳剧烈、气道挛急者,可用酸甘缓急之法,常加白芍、甘草酸甘化阴,滋养肺津,收敛肺气,并有缓解支气管痉挛的作用,五味子、乌梅也是临床常用之品,并可略加诃子等收涩之品。

2. 重视邪郁少阳,从肝胆论治

根据《伤寒论》："伤寒五六日中风……或咳……小柴胡汤主之；"此类病证虽经宣肺止咳、清肺化痰，甚至润肺养阴等方法治疗，效果均不理想，可以小柴胡汤加减治疗。如小柴胡汤加紫苏叶、桑叶，或合半夏厚朴汤、过敏煎加味，笔者应用《外台秘要》所载广济方为基础组成广济止咳方也有良效。

3. 注意润肺养肺

应用祛风通窍及化痰药中不乏辛散化燥之品，易损肺阴，肺失濡养而干咳难愈，临床症见咳嗽频作，日久不已，咽喉发痒，痒则引咳，甚则胸次作痒，少痰或无痰，口干，舌偏红，苔薄少津，脉细弦。可治以清燥救肺汤、麦门冬汤等。

验方妙用

1. 柴朴汤

药物组成　柴胡15g，厚朴15g，枳实10g，杏仁10g，地龙15g，川贝10g，黄芩10g，炙甘草10g。

用药方法　将上药加水适量，水煎2次，取汁150ml，早晚分服，日1剂。2周为1个疗程。

适应病证　用于治疗咳嗽变异性哮喘。咳嗽持续或反复发作超过1个月，常在夜间（或清晨）发作，痰少，运动后加重；没有发热和其他感染表现或经较长时期抗生素治疗无效；用支气管扩张及可使咳嗽发作缓解；肺功能检查确认有气道高反应性；个人过敏史或家庭过敏史，和/或过敏原皮试验阳性等。

病案举例　孟某，女，51岁，干部。因咳嗽半年，于2002年4月15日以咳嗽收入院。当时患者阵发性咳嗽1个月。查双肺呼吸音清，胸片见双肺纹理增粗，血象无改变。有应用头孢哌酮、左氧氟沙星抗炎病史，咳嗽无明显改善，对磺胺类药物有过敏史。肺功能FEV_1 66%，PEF 76%，PEF变异率34%，支气管舒张试验阳性。诊为咳嗽变异性哮喘，中医诊为咳嗽，肝郁肺滞证。给予柴朴汤加味，方用柴胡10g，黄芩15g，厚朴10g，枳实10g，杏仁10g，地龙15g，川贝10g，水煎，早晚分服，5剂后咳嗽明显减轻，续服前方10剂，咳嗽消失，胸胁胀闷消失，饮食二便正常。PEF、FEV_1均正常，临床治愈出院，随访2年未复发。

第六章 咳嗽变异性哮喘

验方出处 张芬兰,刘春梅.柴朴汤加味治疗咳嗽变异性哮喘.长春中医学院学报,2004,19(4):23

临证阐释 该病长期经久不愈,性情郁闷,肝郁于内,加之大量、长期应用抗生素,损伤脾胃,脾虚运化失职,聚湿生痰,痰阻于内,气机不畅,使肝郁更甚,致使肝郁痰滞反复交织,肺气壅滞,气逆于上而出现咳嗽且经久不愈。故方中柴胡味苦性微寒,疏肝解郁;厚朴味苦辛温,燥湿下气除满,枳实理气,共为主药,杏仁、川贝化痰止咳为臣;地龙味咸性寒,归肝肺经,平肝熄风止咳,黄芩清肺共为佐药;炙甘草为使药,调和诸药。据现代药理研究,柴胡皂甙有镇咳、抗炎作用,厚朴主要成分为厚朴酚和四氢厚朴酚,有抗菌、抗过敏作用。

2. 风咳汤

药物组成 荆芥12g,桔梗10g,甘草6g,枇杷叶15g,前胡15g,麻黄6g,杏仁12g,辛夷10g,苍耳10g,紫菀10g,蝉蜕10g,僵蚕15g,旋覆花15g,白芍10g,百部10g。

加减运用 若风咳寒证,加细辛、干姜、五味子;风咳热证,加钩藤、薄荷。

治疗方法 每日1剂,水煎服,每10天为1疗程。

适应病证 咳嗽变异性哮喘。

病案举例 叶某,男,42岁。2002年6月5日初诊。主诉:咳嗽反复发作2年,加重1个月。患者2年来反复发作干咳,常在夜间或晨起发病,伴咽痒、喷嚏、鼻塞流清涕、胸闷等症状。先后被诊为感冒、支气管炎、喉源性咳嗽等,经抗生素及其他中西药物治疗无明显疗效。近1月来持续咳嗽,咽痒即咳,鼻塞胸闷,口干不渴。检查:体温36.2℃,双肺查体正常。胸部透视双肺纹理略增粗。血常规:WBC 9.8×10^9/L,RBC 4.18×10^{12}/L。脉沉弦滑,舌淡红苔薄白润。西医诊断:咳嗽变异性哮喘、过敏性鼻炎。中医诊断:咳嗽,风咳寒证,属风邪挟寒,阻塞肺窍,肺失宣降,气道挛急。停用抗生素,方用风咳汤化裁。药用:荆芥10g,桔梗15g,麻黄9g,前胡10g,杏仁15g,苍耳15g,紫菀15g,百部15g,蝉蜕10g,僵蚕10g,细辛3g,五味子6g。每日1剂,水煎服。4天后,咳嗽咽痒减轻、咽部有凉爽感,原方略加减继服1周,咳嗽、鼻塞、胸闷消失,临床治愈,随访半年未复发。

验方出处 张书明．风咳汤治疗咳嗽变异性哮喘66例疗效观察．实用中医内科杂志，2004，18(4)：426～427

临证阐释 本病为咳嗽病的特殊类型，倏发倏止，反复阵作，喉痒呛咳，符合风邪"善行而数变"、"其性轻扬"、"风盛则挛急"的致病特征，一般少有寒热痰火相兼之证，故名之为风咳病较为适宜。风咳之名首见于隋，巢元方《诸病源候论》，"一曰风咳，欲语因咳，言不得竟是也。"描述了风咳病咽喉痒、呛咳、气逆、气急等特点。病因病机不外风邪螨尘、烟雾、毛屑、异常气味等侵袭气道，阻塞肺窍，肺失宣肃，气道挛急，浸淫及喉，即为咳嗽之源。辨治风咳病，不可因其为"咳嗽变异性哮喘"而从哮喘论治，不可因其为炎症而滥用抗生素治疗，对于无痰不嗽、燥痰则干咳、外感咳嗽等类咳嗽，要仔细辨证，加以鉴别，把握风咳病风邪致病的关键，做到有者求之，无者求之，审因论治。咳为肺病，肺气总以宣发肃降为要。本组风咳汤中荆芥辛散疏风，止痒利咽，桔梗开提肺气，协荆芥以利咽喉，甘草泻火止咳，三味配伍疏散不生热，宣肺不升火，轻清不凉遏，疏风止痒利咽止咳；僵蚕配蝉蜕祛风解痉，利咽止咳，有抗过敏效果；旋覆花、前胡合用宣疏肃降，以降肺气为主旨，与宣肺药配伍止咳尤佳；苍耳、辛夷并走于上，散风宣肺以通鼻窍，风咳病并过敏性鼻炎者加量用，无过敏性鼻炎者宜常量用；麻黄为肺家专药，肺气壅闭之咳嗽、鼻塞、咽痒诸症均可选用，配杏仁以为臂助，宣降得宜，且可调畅一身之气机；百部、紫菀温润肺气，为镇咳截咳良药；枇杷叶清肺润燥，用于久咳不止；白芍对支气管平滑肌痉挛有解痉作用，扩张气管而镇咳。全方偏于辛温宣散，而不助热伤正，符合肺为娇脏、治宜平和的原则，对因过敏而致的支气管非特异性炎症有显著疗效。

3. 顾氏验方

药物组成 细辛、五味子、鲜生姜各3g，制半夏、桔梗各6g，瓜蒌皮、远志、甘草、炙马兜铃、玉竹各15g，天浆壳10g，麦冬12g，炙枇杷叶9g。

用药方法 20天为1个疗程，一般治疗2～3个疗程。

适应病证 咳嗽变异性哮喘。干咳少痰，喉痒痰鸣，咳甚则喘，胸闷气急，病程超过1个月以上，每因受凉而诱发，秋冬多见，病情反复，迁延不愈，舌红苔少或无苔，脉动细滑或细数。

病案举例 某女,28岁,反复干咳、喉痒、痰鸣3个月,前医给予静点抗生素、口服止咳化痰药物治疗罔效。症见干咳,咽痒,喉中痰鸣,偶有胸闷气喘,唇燥口干,舌红少苔,脉细滑。西医诊断为咳嗽变异性哮喘,治以辛温甘凉法,用顾氏验方,每天一剂,水煎服,持续服药20天,宿恙告愈。

验方出处 赵永祥.顾氏验方治疗咳嗽变异性哮喘.新中医,2004,36(3):40

临证阐释 该方是青海老中医顾丕荣经验方。顾氏认为此干咳之证颇为多见,但治疗非易,温化、清润、辛散、补泻均难取效,肺虚叶燥是其内因,新凉外束是其外因,而邪郁易生内热是其重要的病理特征。拟辛温解表与甘凉润肺合用。方中细辛、生姜温肺、宣卫以解外束之邪,麦冬、玉竹甘凉滋润以济肺燥,瓜蒌皮、炙马兜铃、天浆壳、炙枇杷叶肃肺顺气,制半夏下气降逆,远志化痰解痉,五味子酸以敛肺,炙甘草以缓急。全方温而不燥、润而不腻、辛不过热、苦不过寒,药证相合,故收良效。

4. 补肾宣肺汤

药物组成 射干15g,桑白皮、光杏仁、前胡、紫苏子、葶苈子、玉竹、枸杞子、怀牛膝、菟丝子、地龙各12g,麻黄、甘草、僵蚕各6g,石菖蒲3g。

加减运用 (1)久咳阴虚,舌红少苔者,去菟丝子,加北沙参12g,麦冬10g,川贝母6g,以滋阴清肺,润燥止咳;(2)阳虚畏寒,舌淡苔白者,加胡芦巴、淡苁蓉各12g,以温肾纳气止咳;(3)喉痒干咳者,加牛蒡子12g,蝉蜕6g,以疏风利咽止咳;(4)肺寒气虚,气血郁滞,唇色暗红、舌淡紫者,加太子参、当归、川芎、莱菔子各12g,以益气温肺,行气活血,改善气道微循环,降低气道反应性而止咳;(5)顽固性久咳者,可在上述辨证加减中加入炒全蝎3g,以加强祛风解痉抗过敏作用而止咳;(6)复有上感者,加鱼腥草15g,银花12g。

用药方法 每日1剂,每剂煎3次,共煎取药汁600ml混合后,分早、中、晚温服。服药期间应忌食鱼、虾、蟹及辛辣、油腻与咸腌食物。

适应病证 咳嗽变异性哮喘。(1)反复发作、病程较长的顽固性干咳,可伴有胸憋,肺部检查无哮鸣音和干湿啰音;(2)经过7~10天的消

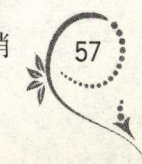

炎止咳治疗后无效;(3)感染控制后,仍有剧烈干咳,而用抗过敏药、支气管扩张剂治疗可明显缓解,停药后复发;(4)化验室检查血常规正常,X线检查多数患者仅肺纹理增多而心肺正常;(5)肺功能检查气道呈高反应性。以上(1)(2)为必备项,加(3)~(5)其中1项,即可确立诊断。

病案举例 王某,男,42岁,职员,1998年11月16日初诊。主诉1个月前感冒发热,头痛咳嗽,咳吐脓痰,经西医治疗感冒已愈,但咳嗽不止,无痰,咽痒作干,胸憋不舒,剧咳时腹肌痉挛作痛,闻油烟气或体力活动或大声说话时咳嗽加剧,夜间咳甚,神疲乏力,纳差食少,腰酸背痛。曾服用麦迪霉素、先锋霉素Ⅳ及肌注丁胺卡那霉素等抗生素,口服强力枇杷露等止咳糖浆,未见好转。体检:体温37℃,听诊两肺呼吸音增粗,未闻及干湿啰音及哮鸣音。血常规正常。X线胸片示肺纹理稍增多。支气管扩张实验阳性。舌质红、苔薄白腻,脉弦细滑。诊为咳嗽变异性哮喘,方予补肾宣肺汤减菟丝子,加北沙参、麦冬各12g,川贝母6g,炒全蝎3g。每日1剂,水煎分3次服,3剂后咳大减,咽痒消除,胸腹不痛,纳增寐安,精神饱满,外界诱因不再引起咳嗽。守上方,去全蝎,再进3剂,咳愈。

验方出处 蔡人刚.补肾宣肺汤治咳嗽变异性哮喘76例.江西中医药,2001,32(2):30

临证阐释 咳嗽变异性哮喘,遣方立法当从哮喘论治。由此结合中医理论,如《内经》云:"肺出气也,肾纳气也,肺为气之主,肾为气之本。"古人云:"久咳必虚"、"久咳伤肾"。因此在治疗本病时要特别注意肺肾的关系并兼顾其他。补肾宣肺汤中射干、麻黄、杏仁、前胡、桑白皮、苏子、葶苈子皆为宣肺降气、止咳平喘的常用药;石菖蒲、僵蚕、地龙配伍则具抗过敏、舒缓气道平滑肌的作用;补肾之药弥补"久咳伤肾"之虚,以恢复肾的纳气功能,使气不上逆;怀牛膝、菟丝子、胡芦巴、苁蓉补肾阳,起温肾纳气作用;如对阴虚患者则配枸杞子、玉竹,起滋补肾阴、引虚火下行归元之效。上述诸药配伍,标本兼治共奏补肾宣肺、宣降止咳之功。

5. 苏黄止咳方

药物组成 炙麻黄6g,杏仁10g,紫菀15g,苏子10g,苏叶10g,炙杷叶10g,前胡10g,地龙10g,蝉蜕8g,牛蒡子10g,五味子10g。

加减运用 咳嗽气急明显者,加乌梅10g、白芍10g以助五味子之力;重者,加罂粟壳5g,此药收敛太过,不宜久服,中病即止。"风为百病之长",常兼寒、兼燥、兼湿。兼寒者,酌情加荆芥10g、防风10g、桂枝10g、白芷10g等;兼热者,酌情加金银花10g、连翘10g、黄芩10g、桑白皮10g、鱼腥草25g、瓜蒌10g等;兼燥者,加沙参10g、麦冬10g、川贝母10g等;兼湿者,加藿香10g、佩兰10g。咽喉肿痛者,加北豆根5g、僵蚕10g、玄参10g、青果10g、锦灯笼10g等。鼻塞喷嚏者,加苍耳子10g、辛夷花10g。肺肾虚亏者,应注意调补肺肾,视情况加太子参10g、黄精10g、山萸肉10g、枸杞子10g、仙灵脾10g等。

用药方法 水煎2次,温服,早晚各1次,每日1剂。

适应病证 咳嗽变异性哮喘,中医病名为"风咳"。临床表现为咳嗽,干咳,少痰,不易咯出;咳嗽时大都表现呛咳、阵咳,咳时很剧烈,难以抑制,所谓呈挛急性、刺激性咳嗽,多于入睡时或晨起时发作较明显,伴有咽痒,痒即促发咳嗽。多有诱因,如感冒、冷空气、油烟、异味、看新报纸、讲话、剧烈运动及物理化学因素等,均可引发或加剧突然性咳嗽。有家庭史或个人过敏史者易于发作,有的来势迅速剧烈,严重者影响工作、睡眠,有的难以忍受,甚感痛苦。

病案举例 某女,31岁,2004年12月3日初诊。反复咳嗽10年,每年咳嗽近2月,常因外感诱发。近1周流涕,发热1天,咳嗽阵作,夜间尤甚,频频难止,喷嚏,咽有异物感,微痒,纳可,寐差,二便尚调,舌淡红、苔白,脉浮紧。诊为咳嗽变异性哮喘。证属肺气素虚,风寒束肺,肺气失宣。治以疏风散寒,宣肺化痰,止咳利咽。处方:炙麻黄9g,荆芥、防风、炙枇杷叶、地龙、紫苏叶、牛蒡子、五味子、辛夷、苍耳子、桔梗各10g,蝉蜕8g,紫菀、款冬花各15g。4剂,每天1剂,水煎服。12月7日二诊:咳嗽稍减轻,无痰,咽干明显,伴咽痒,流清涕,鼻塞,自感气道不舒,纳食、睡眠尚可,二便调,舌淡红、苔薄白,脉弦。处方:炙麻黄5g,苦杏仁、炙百部、紫苏子、紫苏叶、前胡、炙枇杷叶、牛蒡子、五味子、桂枝、辛夷各10g,细辛3g,白芍、紫菀、沙参各15g。连服7剂,诸症均除。

验方出处 1 张忠德,张文青,韩云. 晁恩祥教授辨治咳嗽变异性哮喘经验介绍. 新中医,2007,391(10):8~9

2 晁恩祥.咳嗽变异性哮喘证治.世界中医药,2006,11(1):37~40

3 吴继全,陈燕,晁恩祥.晁恩祥治疗咳嗽变异型哮喘经验.北京中医,2006,5(11):657~658

临证阐释 本方为名老中医晁恩祥教授治疗咳嗽变异型哮喘、感冒后咳嗽、支气管哮喘的经验方,提出风咳的病名,其基本立法则以疏风、散风之药,用以疏风宣肺,止咳利咽之药,又有散风脱敏之意;再者就是解除或缓解气道挛急之药物,同时治以润肺止咳等药为其主方,临床观察确感效果明显。如有风邪犯肺属风热者,常见有咽中痒,有少许黏痰不易咯出,或有少量黄痰,而加减中加入清肺化痰药。或风邪犯肺,见有寒象者,出现少痰,见冷风咳嗽加重,咽中痒,常加入疏风散寒辛温之品。临床还常有阴虚肺燥,如伴有咽干、少痰、干咳,或见肠燥便干者,常又加入养阴润燥之品;由于该病常见有干咳少痰或干咳剧烈,咽痒较剧,异味刺激则咳嗽更剧,又常应用缓急收敛之品或敛肺止咳等药。有的患者病程较长,咳嗽已久,常又加些活血行瘀之品。当服药后病情缓解好转,尚应继续服用标本兼顾之调补肺肾药,以求扶正固本。

其用药经验 主方:炙麻黄、蝉蜕、紫苏叶、射干、牛蒡子、炙枇杷叶、紫菀等。(1)疏风散风药:荆芥、防风、葛根、炙麻黄、蝉蜕、僵蚕、地龙、全蝎。(2)疏风散寒药:炙麻黄、桂枝、细辛、紫苏叶、白芷。(3)宣肺止咳药:前胡、紫菀、杏仁、炙枇杷叶、款冬花。(4)解痉缓急药:地龙、全蝎、五味子、白芍、紫苏子。(5)疏风利咽药:牛蒡子、蝉蜕、青果、诃子、桔梗。(6)养阴润燥药:麦冬、沙参、炙枇杷叶、火麻仁、梨皮、玄参。(7)清肺化痰药:黄芩、鱼腥草、川贝母、桑白皮、瓜蒌。(8)活血化瘀药:丹参、赤芍。(9)调补肺肾药:太子参、黄精、山茱萸、枸杞子、肉苁蓉、五味子、冬虫夏草。

该方中麻黄为本方君药,疏风宣肺,散寒平喘,效力最宏,夏月亦不避之,有热者,可加生石膏以制之,一温一清,仿麻杏石甘汤之意。苏子、苏叶并用,一主散风,一主降气,且苏子味辛,降中有散,同源二品,相辅相成。杏仁、紫菀降气止咳,枇杷叶、前胡宣肺止咳,宣降结合,通调气机。麻黄辛散,以驱邪外出,所谓"肺欲辛,急食辛以散之";五味子酸敛,所谓"肺欲急,急食酸以收之";一散一收,相反相成,调节气机。地

龙、蝉蜕为虫类药,解痉散风之力雄,且地龙能缓急平喘,蝉蜕能解表。综观本方,以发散为主,兼顾收敛,一散一收,一宣一降,通调气机,选药精当,独具匠心,须用心体悟。

(苗 青)

第七章 喉源性咳嗽

喉源性咳嗽是由南京中医药大学干祖望教授在1989年最早提出的病名。发病前均有上呼吸道感染病史,经治疗其他症状基本消失而遗留咳嗽迁延不愈。喉源性咳嗽是诸多咳嗽证中的一种特殊症状,病变部位在声门以上,咳嗽的起点均在喉咙口,以咽干发痒、痒则咳、咳则呛而持续不断为特征。这是病位在肺或在其他脏腑的一般性咳嗽所不具备的特征性症候。相当于现代医学的上呼吸道综合征的一部分。

其主要病机为风燥伤津液,咽喉失于濡养,而不存在或基本上不存在肺气不降这一病机。正如干祖望所说:"凡一切慢性咽炎,主症就是咽部干燥。其所以干燥,系由于液不养咽,津不濡喉。干生燥,燥生风,风生痒,痒则酿成本病,此其一。'诸痛疮痒,皆属于心'。干生燥,燥生火,火生痒,这是另一个由津枯而造成作痒的途径,此其二"。

辨证论治

干祖望将本病分为5型:

1. 邪困肺经型

症见喉痒而咳,痰少色白,咯痰不爽,咽干喜热饮,对寒风刺激较敏感。查:咽后壁淋巴滤泡团块状增生,局部晦暗。治以三拗汤加味(麻黄、杏仁、甘草、干地龙、蝉蜕、桔梗、苏梗、苏子、甘草等),方中地龙、蝉蜕有抗过敏以止痒的作用,桔梗、苏梗、苏子有降气止咳化痰的作用,病程较长而久病入络者加荆芥炭。

2. 火独盛型

症见喉痒干咳、灼痛而饮水则舒。查:咽后壁淋巴滤泡散在性增生,局部红艳。治以导赤散加味(生地、竹叶、灯心草、芦根、茅根、茜草、紫草、旱莲草等),方中茜草、紫草、旱莲草为干氏三草清热脱敏汤,可清血中之热达到止痒的目的。

3. 胃火肾虚型

症见喉痒干咳,咳而不爽,咽干喜凉饮,伴口啰泛恶,偶或牙龈松动,牙齿出血,尿黄便干,舌红,苔薄黄,脉滑实。查:咽后壁淋巴滤泡散在性增生,小血管扩张暴露(深红色),局部呈红艳型重度充血。治以玉女煎加味(熟地、生地、生石膏、麦冬、盐水炒牛膝、芦根、沙参、杏仁、马勃等),马勃可引药入咽。

4. 津液亏损型

症见喉痒频咳,咽干钝痛,饮水得解,自觉咽喉部有异物感,伴鼻干目涩,皮肤干燥,大便干结,舌红有裂纹,苔薄,脉细或平。查:咽后壁淋巴滤泡轻度散在性增生,局部轻微充血,黏膜表面干而发亮。治以增液汤加味(生地、麦冬、玄参、沙参、桔梗、甘草等)。

5. 脾衰土弱型

症见喉痒作咳,多饮求润,咽喉有痰附着,频频清嗓,咯痰得爽,伴时感胸闷脘痞,神疲乏力,便清或干而不爽,舌淡胖,苔白腻,脉濡细。查:咽后壁淋巴滤泡呈团块状增生,局部呈晦暗型充血。治以参苓白术散加减(太子参、白术、茯苓、白扁豆、山药、百合、杏仁、陈皮、升麻、桔梗、甘草等)。

验方妙用

1. 木蝴蝶汤

药物组成 木蝴蝶5g,杏仁10g,百部10g,黄芩15g,玄参15g,蝉蜕5g,生甘草5g。

加减运用 久咳不愈者加罂粟壳5g;伴咳痰者加桔梗6g、浙贝母15g;咽干痒明显者加麦冬15g、生地黄15g;咽痛音哑者加西青果10g;大便闭结者加生大黄(后下)3~5g;咽喉充血明显者加金银花10g、连翘10g、板蓝根15g;体弱乏力,反复发病者,加党参15g、沙参15g、白术15g、防风10g。

用药方法 每日1剂,水煎2次,共取汁500ml,频饮,一日内服完,不耐苦味者亦可分早晚2次饭后服用。服药期间宜清淡饮食,忌海腥、辛辣、油腻之品。

适应病证 急慢性咽喉炎引发的咽源性咳嗽,咳嗽阵作,干咳为主,或伴少痰,咽干痒,咽痛,音哑,病程迁延,容易复发。

病案举例 某女,55岁,2003年6月3日初诊。主诉:反复咳嗽8月余。咳嗽初期曾伴发热,咽痛,住外院治疗2周,予青霉素、环丙沙星等静滴,症状有所改善后出院,诊断为"急性气管-支气管炎"。出院后咳嗽时作时止,反复不愈,每遇受寒或劳累后诱发。来诊时症见干咳阵作,咽痒而咳,口干咽燥,声低音哑,乏力纳少,手心发热。舌红胖,苔薄黄,脉细稍数。查体见咽部稍有充血,咽后壁淋巴滤泡增生,双肺呼吸音清,未闻及干湿啰音。胸片检查无异常。诊断为慢性咽喉炎,咽源性咳嗽;中医诊断:咳嗽、喉痹,证属气阴两虚,肺经郁热。方用木蝴蝶汤加减:木蝴蝶5g,蝉蜕10g,杏仁10g,百部10g,黄芩15g,玄参15g,生地黄15g,麦冬15g,乌梅10g,甘草5g。日1剂,水煎2次,共取汁500ml,频频饮服,一日内服完。同时嘱清淡饮食,忌海腥、辛辣、油腻之品。服药7剂后咳嗽明显改善,咽痒、口干好转;14剂后症状基本消失,咽部淡红,滤泡减少。继以上方去百部、杏仁,加党参15g、沙参15g、白术15g、防风10g,续服7剂而愈,随访至今未发。

验方出处 陶颖.木蝴蝶汤加减治疗咽源性咳嗽42例.山东中医杂志,2005,24(3):153

临证阐释 木蝴蝶汤加减方中,木蝴蝶味甘淡性凉,入肺经,具有止咳、润肺、利咽、开音之效,为本方主药;杏仁、百部止咳;黄芩清热泻肺;玄参清热养阴,利咽散结;蝉蜕疏散风热,利咽开音;生甘草祛痰止咳,调和诸药。据现代药理研究,木蝴蝶中含木蝴蝶甲素和木蝴蝶乙素两种黄酮苷,具有镇咳、消炎作用;黄芩有较广的抗菌谱,杏仁、百部均能轻度抑制呼吸中枢,抑制咳嗽反射而具有镇咳之效。诸药合用,共奏清热止咳利咽之功,使肺气和,呼吸利,邪热散,咽喉清,则咳嗽自止。

2. 桑射汤

药物组成 炙桑叶9g,金银花15g,杏仁8g,木蝴蝶9g,射干9g,赤芍9g,桔梗9g,蝉蜕5g,生甘草9g。

加减运用 风寒束表者,加荆芥、防风;风热束表者,加菊花、薄荷;

咳则气逆喘憋,涕泪俱出者,属肺气郁闭,加炙麻黄、白果、苏子;咳则呕吐、脘闷、苔腻者,属胃中积热,加半夏、陈皮、黄连、竹茹;咳则面红、夜难入寐、小便淋漓者,属相火偏亢,加知母、黄柏、牛膝;咳则面红、口干、心烦,属肝火上逆,加旋覆花、代赭石、降香;咽干、痰黏难咯出者,属阴虚,加沙参、麦冬。

用药方法 每日1剂,水煎2次。

适应病证 急慢性咽喉炎引发的咽源性咳嗽,咽喉作痒即咳,咽部充血,有时扁桃体肿大,遇风、油烟刺激、饮食不服或饮酒即加重。

病案举例 杨某,男,57岁,教师。1995年7月30日就诊。患者素有慢性咽炎,每因感冒即引发咳嗽,往往咳嗽达3个月之久,应用抗生素治疗无效。本次咳嗽亦由感冒引起,已咳嗽2个月余,症见咽喉作痒即咳,往往连声作咳,憋闷,咳时面红目赤,甚则呕恶发呛,小便失禁,夜间加重,咳后如常人一般。开始口服螺旋霉素、炎得平等不见好转,又静脉滴注青霉素、丁胺卡那霉素亦不见好转,辗转治疗2个月。体检:咽部、悬雍垂均充血,扁桃体不肿大,双肺呼吸音清,未闻及干湿啰音。胸透、血常规均属正常范围。辨证:热邪留恋,上壅于咽喉,致肺失宣降;治则:清热解毒,宣肺利咽,并引热下行。处方以桑射汤加知母12g、黄柏9g、牛膝9g。服用3剂后呛咳次数减少,无呕恶及尿失禁。原方去黄柏、牛膝,加五味子9g、麦冬12g以滋阴敛肺。又予3剂,诸症悉除。

验方出处 杜卫华,丛丽红.邵健民治疗咽喉源性咳嗽的经验.吉林中医药,1999,1:8

临证阐释 本方是邵健民主任治疗喉源性咳嗽的经验方,桑射汤是桑菊饮去菊花、薄荷加射干、蝉蜕、木蝴蝶而成。

3. 诃子清咽汤

药物组成 诃子肉10~15g,蝉衣6~10g,苦梗6~10g,生甘草3~6g,金银花10g,连翘10g。

加减运用 咳嗽重者加杏仁10g,苏叶10g;痰多者加大贝母10g;咽干者加金果榄15g,麦冬10g;恶寒身痛者加防风10g,羌活10g。

适应病证 咽源性咳嗽临床表现为咽部疼痛或不适发痒,异物感,干咳无痰或少量痰,病人常作"吭""喀"动作,希将咽部分泌物排除,而引起刺激性咳嗽。本方适用于内有郁热、外感风寒之邪上犯咽喉,以致肺失宣降者。患者可有鼻塞流涕,咽痒干咳,或有少量痰液等症状。

病案举例 徐某,女,56岁。反复咳嗽半年余,近3天又咳嗽,咽痒,咽部异物感,有少量白痰,恶风,鼻塞,饮食、二便正常。检查:咽充血,扁桃腺不大,咽后壁淋巴滤泡增生。舌苔薄白,脉弦。患者宿有咽疾,又复外感,肺失宣降,咽痒咳嗽再发。肺主皮毛,鼻为肺之窍,故恶风鼻塞。法当疏散外邪,利咽止咳。方用诃子清咽汤加减:诃子肉10g,蝉衣10g,杏仁10g,生甘草10g,苏叶10g,金银花10g,连翘10g,苦梗6g,枇杷叶15g,大贝母10g,黄连6g,半夏6g,陈皮6g。服药6剂,感冒已愈,咽已不痒,偶有咳嗽,舌淡,脉弦。守方去黄连,再进6剂而愈。

验方出处 齐贺彬,徐慧媛. 史济招教授治疗咽源性咳嗽用药经验. 中国医刊,2000,35(5):48~49

临证阐释 该方是史济招教授治疗咽源性咳嗽验方。该病因外感者,史济招教授常用自拟"诃子清咽汤"加减。该方根据《卫生宝鉴》诃子汤(诃子肉、桔梗、甘草)衍变而来,由诃子肉、蝉衣、桔梗、金银花、连翘、生甘草组成。方中诃子肉以酸敛肺气、降火开音为主;生甘草以泻火解毒为要;桔梗宣开肺气,而散外邪,又可载诃子肉、甘草直奔咽喉;蝉衣甘寒清热,轻浮宣散,故长于凉散风热,开宣肺窍;金银花、连翘清热解毒,二药虽同属寒性,但金银花甘寒而不伤胃气,功偏清解表热,连翘功偏清解胸膈里热,少服又可健胃。诸药参合,宣肺清咽,通胸利膈,咳嗽自止。咽痛轻者用金银花、连翘各10g,重者各15g。因内伤者常反复发作或迁延不愈时,史济招教授认为是由于正气不足,抗邪无力,脾虚气陷,阴火上乘咽喉所致,常用补中益气汤合诃子清咽汤升举脾胃之元气,清降肺胃之阴火。

4. 止嗽桑菊方

药物组成 桑叶、菊花、蝉衣、杏仁各10g,百部、金沸草、牛蒡子、芦根、连翘各9g,桔梗、甘草各6g。

加减运用 兼肺气虚,咳易汗出,形体怯风者,加黄芪、白术、防风;兼阴虚肺燥,咽干声嘶,痰中带血,加玉蝴蝶、麦冬、天花粉、仙鹤草;兼脾气虚,咽有异物感,神疲乏力,加太子参、茯苓、白术;兼肝火上炎,咳

则面赤、心烦、胸胁疼痛，加青黛、海蛤壳；兼肾阴虚，夜咳甚，咳伴遗尿，加金樱子、山萸肉、益智仁。

用药方法 水煎服，每日1剂。服药间忌食肥甘厚腻、温燥炙煿之品，并用淡盐水频漱咽口部。

适应病证 咽喉源性咳嗽。咽痒咳嗽，不痒不咳，咳而少痰或无痰，喜频频饮水以缓咽之燥咳，甚者伴声嘶、遗尿等症状。查血常规、肺X线透视均示正常。查体多见咽峡部充血或咽后壁淋巴滤泡增生。

病案举例 林某某，男，36岁，1996年9月12日就诊。患者平时易感冒，此次感冒咳嗽持续2周余，服抗生素、蛇胆川贝液等治疗后，惟余咳嗽难愈。唇干，口干，咽痒，痒则作咳，咳而少痰，体易汗出，畏风，身倦乏力，舌质红，苔黄，脉细无力。查：咽峡部充血，咽扁桃体无肿大。胸透：双肺未见异常。血常规示：WBC $6.8 \times 10^9/L$，N 65%，L 35%。中医诊断：咽喉源性咳嗽；辨证：风热余邪，郁结咽喉，兼肺气虚。治则：祛风散邪，清咽止咳，兼补肺气。处方：桑叶、菊花、蝉衣、杏仁各10g，连翘、百部、金沸草、芦根、牛蒡子、白术、防风各9g，黄芪15g，桔梗、甘草各6g。服药3剂后诸症减轻。再拟上方继服3剂，症情痊愈。嘱其服玉屏风散调理善后。

验方出处 余传星，严桂珍，黄河清.止嗽桑菊方化裁治疗咽喉源性咳嗽.中医药研究，1998，14(5)：19～20

临证阐释 止嗽桑菊方系止嗽散与桑菊饮的化裁方，在苦辛升降的基础上，加强祛风之力。方以桑叶、菊花解表散邪；杏仁、桔梗、甘草宣降肺气，止咳化痰；百部、金沸草润肺止咳；蝉衣、牛蒡子祛风止痒；连翘、芦根清热生津。再视兼挟之症而辨证加减药物，紧扣病机，灵活运用，从而可达咳止痒消之效。

5. 黛蛤栀铃汤

药物组成 青黛、马兜铃各5g，海蛤壳15g，焦山栀、白菊花、白前、桔梗、川贝各10g，山豆根、生甘草各6g，北细辛4g，炙紫菀12g。

加减运用 咽喉痛甚者，加射干、蝉衣；喘促者，加炙麻黄、杏仁；呕恶者，加旋覆花、姜半夏；舌苔白腻者，加杏仁、米仁；病程较长，肺气虚者，加乌梅、白芍。

用药方法 每日1剂，水煎服，3天为1疗程，儿童酌情减量。

适应病证 喉源性咳嗽。临床表现为阵发性干咳,咳点在声门之上,或伴气逆至喉,胸闷欲呕。咽喉疼痛,舌苔薄白或薄黄,脉弦涩或弦滑。检查:咽部多有充血,或有点状、片此状滤泡。

病案举例 吕某某,女,36岁。1997年6月9日初诊。主诉:剧烈干咳15天。患者半月前不慎受凉,鼻塞胸闷,喉痒即咳,阵阵频作,咽喉干涩疼痛。舌边尖红、苔薄白、脉弦滑。检查:咽部充血,有片状滤泡。X线胸片、血常规检查均正常。证属邪郁肺卫,气机被遏,痰火搏结。治宜疏邪宣肺,清金制木,利咽止咳。用黛蛤栀铃汤加味:青黛、马兜铃各5g,海蛤壳15g,焦山栀、白菊花、白前、桔梗、蝉衣、射干、川贝各10g,山豆根、生甘草各6g,北细辛4g,炙紫菀12g。3剂。6月26日复诊,自诉服药3剂后,诸症消失。8天前受凉后复发,阵咳难忍,在当地卫生院经抗炎、止咳等药物治疗均无效。再投上方加前胡、款冬花各10g,连服6剂,剧咳先平,后用补肺汤加味巩固疗效。

验方出处 何良新.黛蛤栀铃汤治疗喉源性咳嗽66例.浙江中医杂志,2000,4:143

临证阐释 咽喉为呼吸之通道,肺之门户,是诸经交会之处,因此本病的病位虽在喉,但病机与五脏密切相关。肺主宣降,肝主疏泄,三焦司气机、水火升降,而肺的宣降又要靠肝的疏泄和三焦的升降来调节,而肝与三焦又内寄相火。今外邪侵袭卫表,气机被遏,肺、肝、三焦职司失常,外邪与内火相搏,逆犯于肺,结滞于喉,则干咳不已。本方取青黛善清肝、肺、胃诸经郁热,《本草蒙筌》曰:青黛"泻肝,消膈上痰火",配海蛤壳,为治木郁咳嗽之良方——黛蛤散;马兜铃苦降辛开,在清肃之中又具开泄之性;焦山栀清金制木;北细辛温开与山豆根苦降同用,以治喉痹而镇咳;白菊花疏散外邪,清肝利咽;桔梗、白前宣降肺气,祛邪止咳;炙紫菀、川贝润肺止咳;生甘草有和中镇咳作用。全方具有辛开苦降、疏邪调气、清金制木、疏理三焦的功能,使外邪得以祛逐,三焦升降复常,肝木得以调畅,肺气得以宣降,相火归位,顽咳痊愈。

6. 利喉止咳汤

药物组成 桔梗12g,牛蒡子12g,僵蚕12g,杏仁12g,瓜蒌12g,浙贝母12g,蝉蜕20g,矮地茶20g,威灵仙20g,南沙参30g,甘草3g。

加减运用 若见咽喉声带充血红肿甚者,结合痰黄、口干咽痛、苔

黄脉数等热象,辨证考虑为风热较甚,已化毒壅滞于咽喉,此时可在基础方中酌情选加金银花、连翘、板蓝根、金荞麦、水牛角粉以疏风清热、解毒利咽;若见咽喉黏膜肿胀,声带水肿但不甚鲜红,结合咯痰清稀、苔白不渴、脉缓等症,辨证考虑为风寒郁肺,可酌加麻黄、细辛、肺经草以疏风散寒,温肺利咽;若见喉源性咳嗽反复发作,咽喉黏膜、声带肥厚久不消者,辨证考虑有痰瘀胶结喉窍,可酌加桃仁、赤芍、丹皮以化瘀散结利窍;如见咽喉黏膜干燥萎缩,结合患者口干咽燥、苔少乏津、脉细脉数,辨证考虑为肝肾阴虚或燥热伤津,可重加生地、玄参、山茱萸以滋阴润窍。

用药方法 水煎服,每日1剂。

适应病证 外邪犯肺、郁滞咽喉之喉源性咳嗽。临床特点是起病较急,喉痒即咳,咽喉不痒则如常人,咳嗽轻重程度不一,可阵发性频咳、剧咳,甚者咳而遗尿,然而患者多无胸闷气急,亦无喉间痰鸣,异于喘证、哮证。临床多见不同程度的声音嘶哑、咽痛咽干、咯痰不爽等咽喉不利诸症。外邪所致者,当伴见恶寒发热、鼻塞流涕、头昏身痛、脉浮等卫表症状。查体可见咽喉部充血水肿,咽喉壁可见淋巴滤泡增生。听诊两肺无干湿啰音,胸片一般正常。

病案举例 张某,女,26岁,教师,2007年5月初诊。患者3天前旅游回家出现咽喉灼痛,声音嘶哑,发热恶寒,鼻流浊涕,自服力克舒等药,症不减。2天前在上述症状基础上出现频咳不止,咽痒即咳,咯痰黄稠,但无胸闷气喘。来诊时,诊得舌质红,苔薄黄而腻,脉滑数。查见咽喉充血水肿(+++),双侧扁桃体Ⅰ度红肿,鼻黏膜充血,双颌下淋巴结肿大触痛,双肺未闻及干湿啰音。查 WBC 6.86×10^9/L,N 78%,L 21%。诊断:喉源性咳嗽,病机为风热犯肺,化毒灼喉,气郁痰凝,肺失清肃,肺气上逆,冲击喉道。治以疏风清肺,解毒利咽,方以利喉止咳汤加金银花20g,连翘20g,板蓝根20g,金荞麦20g,水煎服,每日1剂。连服3天,诸症大减,复查血象恢复正常,原方继进3剂,诸症尽除,病告痊愈。

验方出处 郭静,李广志,王世强.蒋建云自拟利喉止咳汤治疗喉源性咳嗽经验.辽宁中医杂志,2008,35(3):341~342

临证阐释 此方为四川蒋建云教授治疗咽喉源性咳嗽的验方。蒋氏认为临床所见喉源性咳嗽中外邪犯肺、痰滞咽喉类型者十之六七,故拟利喉止咳汤作为基础方,临床随风寒、风热等证灵活化裁,专治外邪所致之喉源性咳嗽。桔梗、蝉蜕二味质地轻扬,功专疏利咽喉为君;取牛蒡子、杏仁、瓜蒌、浙贝母化痰散结,利喉止咳为臣;佐以威灵仙、僵蚕、矮地茶助君药疏风化痰,利喉止咳;使以南沙参、甘草助正达邪,调和诸药。全方共成疏风利喉、宣肺化痰、利窍止咳之功。蒋教授经验:南沙参用量宜大,一般用30～60g。另外常重用威灵仙,以其善走而不守之性、消咽喉部骨鲠之力、通咽喉部壅结的痰瘀之结。据现代药理研究,该药具有缓解咽喉部平滑肌痉挛,抑制多种细菌和病毒之用,这是该方疗效较好的现代药理基础之一。但由于灵仙性猛烈,体弱者服之恐伤真气,临床可伍以益气之品酌用之。

7. 喉科六味汤

药物组成 荆芥10g,防风10g,桔梗6g,僵蚕10g,薄荷6g,甘草6g。

加减运用 咽痛甚加大力子15g,青果10g;口干、舌红少苔加沙参10g,麦冬10g;声音嘶哑加玉蝴蝶15g,胖大海10g;咽干甚加石斛10g,天花粉15g;如兼有风寒表证,加苏叶10g,细辛6g。

用药方法 水煎服,每日1剂。

适应病证 ①多有上呼吸道感染史,经治疗后其他症状消失,唯遗下咳嗽不愈或较前加重;②其咳嗽特点是喉头作痒,旋即咳嗽,或咳而不爽、少痰,有时大声讲话或遇冷热、异味刺激,则喉痒咳嗽发作;③咽部检查可见黏膜充血或咽后壁淋巴滤泡增生;④血常规及胸部X线检查无异常,偶见肺纹理增多、增粗。

病案举例 女患,35岁,1991年11月23日初诊。宿患慢性咽炎,久治不愈,平时咽喉干涩,微咳。2个月前因重感冒引起剧烈咳嗽,住院7天,中西医配合治疗,全身症状基本消失,而咳嗽不减轻,自动出院服中药。先服金佛草散数剂,咳嗽反而加重;继服止咳散、清燥救肺汤、沙参麦冬汤10余剂,亦似效非效。现症:咽喉干涩,不时发痒,痒则呛咳,愈咳愈烈,气促面红,涕泪俱出,连咳数十声不止;痰少而呈颗粒状,极难咯出,昼重夜轻,入睡很少被咳醒,但次晨起床后又剧烈呛咳不已。纳尚可,舌质偏淡欠润,脉象无明显异常。治宜祛风润燥,试投喉科六

味汤加味:荆芥、防风、桔梗、僵蚕、薄荷、生甘草、白马勃、射干、蝉衣各 6g,木蝴蝶 15g,鲜梨皮 50g,3 剂。煎服法:冷水浸泡 1 小时,煮沸 10 分钟,连煮 2 次,约得药液 1000ml,混合代茶饮频。二诊:喉痒、呛咳稍减,咯痰较前爽利,口不干而咽喉干,频饮药液,只能暂濡,移时又干涩。上方合养阴清肺汤,冀其祛风润燥,养阴生津。用药:荆芥、桔梗、僵蚕、薄荷、生甘草、丹皮、川贝粉(吞服)、蝉衣各 6g,生地、麦冬、天冬、白芍、木蝴蝶各 15g,柿饼 30g,鲜梨皮 50g。服 3 剂,咽喉干燥、发痒均显著减轻,服至 10 剂基本消失,唯晨起干咳几声,或咳出少许黏痰,改予六合汤合参苓白术散加减以善后。

验方出处 1 叶峰.喉科六味汤治疗喉源性咳嗽.浙江中西医结合杂志,2008,18(2):109

2 余国俊.中医师承实录.中国中医药出版社,2006:15～17

临证阐释 喉源性咳嗽是由南京中医药大学干祖望教授在 1989 年最早提出的病名。发病前均有上呼吸道感染病史,经治疗其他症状基本消失而遗留咳嗽迁延不愈。喉源性咳嗽是诸多咳嗽证中的一种特殊症状,病变部位在声门以上,咳嗽的起点均在喉咙口,以咽干发痒、痒则咳、咳则呛而持续不断为特征。这是病位在肺或在其他脏腑的一般性咳嗽所不具备的特征性症候。其主要病机为风燥伤津液,咽喉失于濡养,而不存在或基本上不存在肺气不降这一病机。正如干祖望所说:"凡一切慢性咽炎,主症就是咽部干燥。其所以干燥,系由于液不养咽,津不濡喉。干生燥,燥生风,风生痒,痒则酿成本病,此其一。'诸痛疮痒,皆属心火'。干生燥,燥生火,火生痒,这是另一个由津枯而造成作痒的途径,此其二。这是由慢性咽炎导致喉源性咳嗽的机制。"

六味汤方出自《喉科秘旨》。方中荆芥辛微温,祛风解表;防风辛甘微温,祛风解痉;桔梗苦平,祛痰利咽;生甘草甘平,清火解毒;僵蚕咸辛平,祛风散结;薄荷辛凉,疏风散热。全方药性归于平和,不寒不热,而能疏风祛痰,散结利咽。无论风寒、风热、风燥皆可随症加减。

(苗 青)

第八章 支气管哮喘

支气管哮喘(简称哮喘)是一种由多种细胞(肥大细胞、嗜酸性粒细胞、T淋巴细胞、中性粒细胞、气道上皮细胞等)和细胞组分参与的气道慢性炎症性疾患。临床以反复发作性的喘息、气急、胸闷或咳嗽为特征。非典型支气管哮喘可以发作性胸闷或顽固性咳嗽为惟一的临床表型。无喘息症状者又称之为"咳嗽变异性哮喘"。由运动以及药物诱发者分别称之为运动性哮喘和药物诱发性哮喘。本病儿童发病率高于成人,成人男女患病比例大致相同,约40%的患者有家族史,与遗传、过敏、感染、环境等因素有关。

辨证论治

支气管哮喘属中医"哮证"范畴,其主要病机为痰浊阻肺,肺气上逆。哮证临床辨证论治常分为发作期和缓解期,发作期又分为寒哮和热哮,缓解期可分为肺虚、脾虚、肾虚几种证型。

一、发作期

1. 寒哮

症见呼吸急促,喉中哮鸣有声,胸膈满闷如塞,咳不甚,痰少咯吐不爽,面色晦滞带青,口不渴或渴喜热饮,天冷或受寒易发,形寒怕冷,舌苔白滑,脉弦紧或浮紧。治以温肺散寒,化痰平喘。常用射干麻黄汤(《金匮要略》),由射干、麻黄、生姜、细辛、半夏、紫菀、冬花、甘草、五味子、大枣组成。

2. 热哮

症见气粗息涌,喉中痰鸣如吼,胸高胁胀,咳呛阵作,咳痰色黄或白,黏浊稠厚,排吐不利,烦闷不安,汗出,面赤,口苦,口渴喜饮,不恶寒,舌苔黄腻,质红,脉滑数或弦滑。治以清热宣肺,化痰定喘。常用定喘汤(《摄生众妙方》),由白果、麻黄、冬花、桑白皮、苏子、半夏、杏仁、黄芩、甘草组成。

二、缓解期

1. 肺虚

症见自汗,怕风,常易感冒,每因气候变化而诱发,发作前打嚏,鼻塞流清涕,气短声低,或喉中常有轻度哮鸣音,咳痰清稀色白,面色㿠白,舌苔薄白,质淡,脉细弱或虚大。治以补肺固卫。常用玉屏风散(《世医得效方》),由黄芪、白术、防风组成。

2. 脾虚

症见平素食少脘痞,大便不实,或食油腻易于腹泻,往往因饮食不当而诱发,倦怠,气短不足以息,言语无力,舌苔薄腻或白滑,质淡,脉细软。治以健脾化痰。常用六君子汤(《医学正传》),由党参、白术、茯苓、甘草、陈皮、半夏组成。

3. 肾虚

症见平素短气息促,动辄为甚,吸气不利,心慌,脑转耳鸣,腰酸腿软,劳累后哮喘易发;或畏寒,肢冷,自汗,面色苍白,舌苔淡白,质胖嫩,脉沉细;或颧红,烦热,汗出黏手,舌质红少苔,脉细数。治以补肾纳气。常用金匮肾气丸(《金匮要略》),由桂枝、附子、熟地黄、山萸肉、山药、茯苓、丹皮、泽泻组成。

验方妙用

1. 射干麻黄汤

药物组成 射干9g,麻黄9g,生姜6g,细辛3g,紫菀6g,款冬花6g,大枣7枚,半夏9g,五味子3g。

加减运用 痰涌喘逆不得卧,加葶苈子泻肺涤痰;若表寒里饮,寒象较甚者,加干姜、桂枝温肺化饮;若久病,阴盛阳虚者,加苏子、桂枝、厚朴,温阳补虚,降气化痰。

用药方法 先煮麻黄两沸后,再与余药同煎30分钟,每剂煎2次,将所得药液混合。每日1剂,分2次温服。

适应病证 本方适用于支气管哮喘发作期,证属寒哮寒痰伏肺、肺气郁闭者。其症喘息气促,喉中可闻哮鸣音,咳不甚,痰少咯吐不爽,口不渴或渴喜热饮,形寒怕冷,舌苔白滑,脉弦紧或浮紧。

病案举例 患者,女,24岁,1995年12月10日初诊。主诉:咳喘频作,喉中嘶鸣半年余。患者半年前因感冒而出现咳嗽喘息,初始痰量不多,渐则咯吐白色稀痰呈泡沫状,晚间加重,不得平卧。曾服用氨茶碱、可的松,并用平喘气雾剂等效果不佳。曾服小青龙汤加减方仍未获效。刻下症:咳嗽喘息,喉中嘶鸣,不得平卧,痰白质稀呈泡沫状,舌红苔白,脉沉数。诊断:寒哮(以内饮为主);辨证:寒饮伏肺,肺失宣降;治则:温肺化饮,平喘止哮;方选:射干麻黄汤加减。拟方:射干10g,炙麻黄6g,炮姜10g,紫菀10g,款冬花10g,清半夏10g,杏仁10g,炙甘草10g,葶苈子15g,生桑白皮15g,猪苓15g,茯苓15g,地龙15g,僵蚕10g,地骨皮15g。服药3剂,哮喘痰鸣大减,再服6剂,病近痊愈。追访患者,几年来哮喘病未见复发。

验方来源 李滨,等. 王焕禄老中医治疗哮喘发作期的用药经验. 中国民间疗法,2006,14(8):5~6

临证阐释 患者哮喘频作半年,证属饮邪伏肺无可置疑,但前投之小青龙汤为何不效?思之:小青龙汤治疗饮邪,其温化效果显著,但其驱逐饮邪之力尚感稍逊,故选用射干麻黄汤为主方加减,意在宣肺逐饮、祛痰平喘。方中炙麻黄宣肺平喘;射干祛痰利咽而止哮;炮姜温肺化饮而又不过于辛散;紫菀、款冬花、清半夏、杏仁止咳平喘、降气化痰;葶苈子、生桑白皮、猪苓、茯苓泻肺逐饮;地龙、僵蚕、甘草解痉平喘。因患者舌红脉数,示已化热伤阴,因此加地骨皮与桑白皮相配,取"泻白"方意,可防止病情化热动血之变。组方仍为小青龙汤变化而成,通过合理的化裁,疗效显著。

2. 朱家运经验方

药物组成 炙麻黄3~6g,射干10g,杏仁10g,苏子10g,半夏10g,蝉蜕6g,地龙10g,僵蚕10g,蜈蚣2条,淫羊藿10g,巴戟天10g,生甘草5g。

加减运用 寒证,加桂枝5g,荆芥10g,防风10g;喷嚏流涕,加苍耳草10g,辛夷花6g;痰白状如涎沫,以小青龙汤加干姜5g,细辛3g,五味子5g;喘胀不得卧、面目浮肿者,加葶苈子10g,厚朴10g或白前10g;寒包热哮,以麻杏石甘汤加生石膏15g;热证者,加生石膏15g,桑白皮10g,黄芩10g;痰色黄而量多者,选用全瓜蒌、芦根、冬瓜子、鱼腥草、金荞麦,用量宜大15~30g;痰质黏而难咯者,选加黛蛤散、海浮石、川贝等。如发作不甚或经治症减而未平者,可视患者之体质另加一二补肾之味,偏阳虚选补骨脂、鹿角霜、肉桂,偏阴虚则熟地、当归、黄精。

用药方法 诸药同煎30分钟,每剂煎2次,将所得药液混合。每日1剂,分2次温服。

适应病证 本方适用于支气管哮喘发作期,寒热证均可,临症进行方药加减。

病案举例 陈某,女,40岁,2005年8月22日初诊。自幼哮喘史,因气温突降再发1天。慕名求治于朱师。症见:气喘不能平卧,喉中痰鸣,痰少色白、质黏有泡沫,鼻痒涕出,甚可湿透毛巾,神疲乏力,腰酸肢冷。查体:桶状胸,两肺呼吸音粗,可闻及广泛哮鸣音,舌苔白滑,脉弦紧。证属寒哮,治拟温肺散寒、化痰平喘。药用:淫羊藿10g,巴戟天10g,荆芥10g,防风10g,苍耳草12g,细辛3g,炙麻黄5g,射干10g,杏仁10g,葶苈子10g,苏子10g,半夏10g,蝉蜕6g,地龙10g,僵蚕10g,生甘草3g。

服药3剂后复诊,喘已定,痰鸣较初诊为轻,涕大减。原方去荆芥、葶苈子,苍耳草改为10g,继进3剂而诸症向平,改服调理之剂。

验方来源 张子明.朱佳运用补肾法治疗哮喘的经验.辽宁中医杂志,2007,34(2):132~133

临证阐释 本方系朱佳运教授经验方。朱氏认为哮喘一证,痰饮伏肺为发病的夙根,外邪侵袭、饮食、情志、劳倦等因素均可诱发,而尤以气候变化为主。其发作期的基本病理变化是伏痰遇外邪引动而触发,壅于气道,痰气搏结,痰动气阻,使肺气不得宣发肃降,上逆而致痰鸣作哮、气息喘促。治疗方面,多宗"既发以攻邪气为急"之论。从病理因素讲,痰浊即为哮喘的夙根,久留人体而不去,痰伏于内日久,必致正气渐虚。从诱发因素看,因于气候变化者,常先有寒热、喷嚏流涕、鼻咽作痒、咳嗽;因于饮食过敏者,则每觉胸闷憋气、恶心呕吐、腹胀(古称脾风),继而发生哮喘并逐渐加重,二者均与风邪有关。而风邪又每易挟寒挟热,侵袭人体。若为突然发作者,则符合"风性善行而数变"的特点。经云"邪之所凑,其气必虚",外邪得以侵袭者,正气虚故也。因此,朱氏对于哮喘发作期的治疗,不拘于旧说,以辨寒热为基础,针对"痰"的病理因素和"风"的主要诱因,在祛风化痰、宣肺平喘而治标的同时,每加补肾之品以扶助正气。"正盛邪自去",长期的临床实践证明,其治疗效果远较单纯攻邪为优。

3. 小柴胡汤合温肺汤

药物组成 柴胡10g,半夏10g,黄芩15g,太子参12g,炙甘草10g,桂枝10g,白芍15g,干姜15g,杏仁12g,五味子15g,细辛3g。

加减运用 痰多,色白,状如涎沫,重用细辛、干姜、五味子;咳剧痰多,不易咯者,加紫菀、冬花;口干苦,不思食者,重用柴胡、黄芩。

用药方法 诸药同煎30分钟,每剂煎2次,将所得药液混合。每日1剂,分2次温服。

适应病证 本方适用于支气管哮喘发作期,多于清晨起床后发作咳嗽、喘憋,咳甚则喉中哮鸣,咳吐白痰,口干苦,不欲饮,舌淡苔白,脉滑。

病案举例 某女,27岁,2004年12月15日初诊。主诉:咳喘3个月。近3个月来患者每于清晨起床后发作咳嗽、喘憋,咳甚则喉中响鸣,咳吐少量白黏痰,间或呈絮条状,口干苦,不欲饮,舌淡苔白润,脉滑。胸片示双肺纹理增多。证属肝失疏泄、肺失宣降、气机不利、水饮内聚;治宜疏调气机、温肺降逆、化饮利水;以小柴胡汤合温肺汤化裁:柴胡10g,半夏10g,黄芩15g,太子参12g,炙甘草10g,栀子10g,车前草15g,桂枝10g,白芍15g,干姜15g,杏仁12g,五味子15g,泽泻10g,细辛3g。二诊:3剂后咳嗽减半,气喘亦有所减轻,口干口苦,不欲饮水,舌脉同前;气机渐通而未畅,饮郁有化热之象,上方加茵陈20g,继进7剂。三诊:诸症渐消,舌脉同前,守方7剂善后。

验方来源 宋曦,等.周兆山治疗支气管哮喘临床经验.中医药临床杂志,2005,17(6):554~555

临证阐释 本方系青岛市中医院呼吸科主任周兆山教授经验方。

周氏根据《灵枢·顺气一日分为四时篇》的精神及《内经》中"脾不主时而分散于四时之末"的论述,创立了哮喘的日节律辨证。如肝胆属木,应寅卯时(3:00～7:00),故哮喘于凌晨作者,其病机多与肝失疏泄、肝郁化火或肝血不足而导致的肝肺气机不调、肺气上逆有关,治疗时调肝理肺当为常法,故以小柴胡汤合温肺汤处方治疗。

4. 清肺渗湿汤

药物组成 麻黄10g,杏仁10g,石膏30g,炙甘草10g,冬瓜仁30g,薏苡仁30g,茯苓20g,车前草15g,鱼腥草30g,浙贝母15g,芦根30g,蝉蜕10g,射干10g,石韦10g。

用药方法 诸药同煎30分钟,每剂煎2次,将所得药液混合。每日1剂,分2次温服。

适应病证 本方适用于支气管哮喘发作期,证属痰热内壅、肺失肃降者。症见喘息气短,喉中哮鸣有声,咳嗽不断,咳黄黏痰,不易出,口干,舌质红,苔黄腻,脉滑数。

病案举例 某女,17岁,工人,2004年10月11日初诊。因发作性喘鸣10余年,加重3天就诊。患者罹患哮喘多年,每遇天气变化或异味刺激则哮喘发作,此次于3天前因外感后诱发哮喘再次发作,痛苦难耐,由家人搀扶来诊。症见喘息憋闷,张口抬肩,喉中哮鸣有音,间断咳嗽,咳痰黄稠,口干欲饮,溲黄便略干,舌质略偏红,苔黄腻,脉滑数。证属痰热内壅、肺失肃降;治以清肺渗湿汤原方:麻黄10g,杏仁10g,石膏30g,炙甘草10g,冬瓜仁30g,薏苡仁30g,茯苓20g,车前草15g,鱼腥草30g,浙贝母15g,芦根30g,蝉蜕10g,射干10g,石韦10g。1剂后即起效,喘鸣减轻,4剂后诸症均大减。守方14剂进退,喘消气畅,神清气爽。再次复诊,虑其病发于幼年,根于先天肾气不充,故上方去冬瓜仁、鱼腥草、蝉蜕、射干、浙贝母、石韦,酌加熟地、山萸肉、山药、泽泻、丹皮以培补肾元,继进20余剂,哮喘未再发,自觉体力倍增,面色渐红润,终与八味肾气丸化裁善后月余。10余年痼疾,2个月获愈。

验方来源 宋曦,张有花.周兆山治疗支气管哮喘临床经验.中医药临床杂志,2005,17(6):554～555

临证阐释 本方系青岛市中医院呼吸科主任周兆山教授经验方。周氏认为,痰饮留伏既是哮喘迁延反复的宿根,又是症状发作的病机。

诚如秦景明在《症因脉治》中所言:"哮病之因,痰饮留伏,结成窠臼,潜伏于内,偶有七情之犯,饮食之伤,或外有时令之风寒,束其肌表,则哮喘之症作矣。"故治疗哮喘应遵循"必伏其所主,而先其所因"的原则,将祛痰化饮作为治疗的关键。周氏认为,痰多属热,饮多为寒,但究其根源,两者均来源于水湿,即人体内不归正化的津液,因此祛湿就成为"截断扭转"病机转变的关键。通过健脾利湿以杜生痰成饮之源、通过渗透利下焦给湿邪以出路、通过宣降肺气以通调水道是其常用治湿之法。

5. 小柴胡汤合四逆散汤

药物组成 柴胡10g,黄芩12g,清半夏12g,枳壳10g,赤白芍各10g,苏子梗各10g,炙甘草6g。

加减运用 肝郁化火,木火刑金者,加山栀子、桑叶皮、黛蛤散。阴伤明显者,加南沙参、知母或贝母。

用药方法 诸药同煎30分钟,每剂煎2次,将所得药液混合。每日1剂,分2次温服。

适应病证 本方适用于哮喘发病或加重与情志因素有关者,女子又与月经周期关系密切。症见干咳少痰,呛咳不已,易于夜间发作,咳甚喘起,夜寐不安,呕恶泛酸,胁肋胀痛,苔薄白或薄黄,脉弦。

病案举例 王某,女,36岁,干部。初诊日期:1997年3月6日。患者于6年前分娩后无明显诱因出现喘息、气短,以后每因情绪波动、精神紧张或劳累后诱发,经检查确诊为支气管哮喘。6年来病情时轻时重,缠绵不愈,未曾系统治疗。此次发病缘于与家人生气后出现咳嗽阵作,咳痰量少,色白质黏,不易咳出,胸憋气短,胁肋隐痛,心烦眠差,咽干口渴,大便稍干,舌红苔薄黄,脉弦细数。两肺可闻及散在哮鸣音,未闻及湿性啰音。武教授认为,此患者当诊断为气郁哮,病情渐向风哮演变。证属气郁化火伤阴,阴虚风动,风摇钟鸣。治以理气降逆解郁,清热柔肝熄风。方予四逆散、过敏煎合栀子豉加减:柴胡10g,赤白芍各10g,枳实10g,山栀子12g,淡豆豉6g,防风6g,乌梅15g,五味子6g,知贝母各10g,炙杷叶10g,炙甘草6g。

二诊(3月13日):服上药7剂后,咳嗽明显减轻,已不咳痰。心烦、咽干、口渴减轻,睡眠亦较前有所好转,大便畅。但仍有胸憋、气短、乏力,劳则尤甚,两胁不舒,隐隐作痛,舌苔薄白。邪祛大半,正气渐伤,

本虚标实之象已露端倪。守上方去山栀子、淡豆豉、知贝母、炙杷叶,加用太子参 15g,麦冬 10g,郁金 10g,标本同治,益气养阴,理气活血。再服 7 剂。

三诊(3 月 20 日):咳嗽、胸憋、胁肋隐痛均已消失,两肺呼吸音清晰,未闻及干、湿性啰音。心烦、咽干、口渴也已痊愈,夜寐安,仍自觉时有气短、乏力。标实已除,本虚失复。故导师继前方加黄芪 15g,白术 10g,山萸肉 12g,培土生金,益气固表,纳气平喘。调理 2 周,诸症皆除。

验方来源 崔红生,等. 武维屏教授辨治支气管哮喘经验. 中国中医基础医学杂志,2001,7(12):57~59

临证阐释 本方系北京中医药大学东直门医院武维屏教授经验方。武教授认为,气郁、气逆是哮喘发病的中心环节,在哮喘发作过程中始终存在。气郁不解,气逆不除,哮喘难平。因此,理气降逆当为治疗哮喘的重要法则之一。临床上有些支气管哮喘与胃-食道反流(GER)有关,其主要临床表现为干咳少痰,呛咳不已,易于夜间发作,咳甚喘起,夜寐不安,呕恶泛酸,两胁不舒,舌淡红,苔薄白,脉弦。武教授认为,此类病症原发于胃,涉于于肝,最后累及于肺。辨证为肝胃气机失调,升降失司,肺胃之气上逆。因此,治疗上当以肺为标,肝胃为本;止咳为标,降逆为本。法宜调肝理肺,和胃降逆。方选四逆散合旋覆代赭汤加减,药如柴胡、赤白芍、枳壳、厚朴、旋覆花、代赭石、煅瓦楞、郁金、炙杷叶、炙甘草。又肺与大肠相表里,气郁哮若见大便干结、腑实明显者,急当通腑降逆,导师常以大柴胡汤化裁。

6. 吴银根经验方

药物组成 麻黄 10g,麻黄根 30g,杏仁 15g,桑白皮 30g,党参 30g,黄芪 20g,法半夏 15g,南沙参 30g,北沙参 30g,麦冬 30g,附片 10g,炒白芍药 30g,川厚朴 10g,桂枝 15g,柴胡 15g,甘草 10g。

加减运用 咳喘甚者配伍白果、胡颓叶、黄荆子等平喘止嗽;反复发作的顽固性哮喘,常使用虫类药以搜风通络,常用干蟾皮、露蜂房、蝉衣、僵蚕、蜈蚣、全蝎。

用药方法 诸药同煎 30 分钟,每剂煎 2 次,将所得药液混合。每日 1 剂,分 2 次温服。

适应病证 本方适用于哮喘发病或加重常与天气变化有关者。此类患者受凉或接触过敏性食物及气味,咳喘症状明显加重,症见受凉后哮喘发作,夜间尤甚,脉沉缓,苔薄白。

病案举例 徐某,女,39岁,2007年4月25日初诊。自诉1994年因闻油漆气味诱发哮喘,输液2个月未缓解,至杭州某医院,予必可酮及沙丁胺醇气雾剂使用后减轻,但至今仍间断发作,遇异味、饮酒、食蟹均可诱发。2天前受凉后,哮喘又作,夜间喘息、胸闷、喉中痰鸣、鼻塞、清涕,脉细缓偏沉,苔薄。治宜温阳散寒、宣肺平喘。处方:麻黄10g,麻黄根30g,杏仁15g,桑白皮30g,党参30g,黄芪20g,法半夏15g,南沙参30g,北沙参30g,麦冬30g,附片10g,炒白芍药30g,川厚朴10g,桂枝15g,柴胡15g,甘草10g。14剂后,喘息诸症缓解,守前方出入。服药42剂后,哮喘未再发作,偶有清涕、喷嚏。处方:苍耳子15g,辛夷15g,桂枝15g,炒白芍药30g,熟附片10g,党参30g,黄芪30g,白术10g,防风10g,熟地黄20g,山茱萸10g,淮山药15g,杜仲15g,枸杞子15g,甘草10g。巩固治疗1个月,哮喘一直未再发作。

验方来源 石克华,熊必丹. 吴银根辨治支气管哮喘临床经验. 上海中医药杂志,2007,41(12):10~11

临证阐释 本方系上海市名医吴银根教授经验方。本方以麻黄宣肺平喘,但其发汗之力强,且哮喘患者体质多虚,恐其发散太过,损伤正气,故与麻黄根同用;麻黄根善于收敛肺气,固腠理而止汗,两药配伍,一宣一敛,既达到宣肺平喘的目的,又可防止宣散太过,耗伤正气而使病情加重。哮喘患者多有肺气亏虚,阳气不足,卫外不固,易感外邪,尤易感受风寒之邪,引动肺中伏痰,使哮喘发作或加重。其治当散寒解表、降气平喘。吴教授常用桂枝配伍厚朴,桂枝散寒解表,和营血,利肺气;厚朴下气降逆,消痰平喘,取《伤寒论》中桂枝汤加厚朴、杏仁之意。本例哮喘病史10余年,因受凉诱发,治以温阳散寒、宣肺平喘、益气养阴之法,收到良好效果。病情控制后以补气健脾,温阳补肾兼宣肺利窍为主调治,病情稳定。方中黄芪、白术、防风共用,取玉屏风散补气固表,治未病之意。

7. 真武汤

药物组成 茯苓9g,芍药9g,白术6g,生姜9g,附子9g。

加减运用 若水寒射肺而咳者,加干姜、细辛温肺化饮,五味子敛肺止咳;阴盛阳衰而下利甚者,去芍药之阴柔,加干姜以助温里散寒。

用药方法 诸药同煎30分钟,每剂煎2次,将所得药液混合。每日1剂,分2次温服。

适应病证 本方适用于素体阳虚、寒痰内盛者,症见喘息夜间多发,胸膈满闷如窒,精神疲惫,背部觉冷,食欲减退,大便不实,小便清长。

病案举例 许某某,男,25岁。2003年3月5日初诊。诉哮喘反复发作20年,冬春加剧。患者近年来每夜发作,咳喘哮鸣痰稀,胸膈满闷如窒,不得平卧,汗出较多,每夜用"喘乐宁气雾剂"方能缓解一时。白天哮喘减轻,但精神疲惫,背部觉冷,食欲减退,大便不实,小便清长,面色白带灰,语声低沉,形体瘦弱,咽喉略红,舌淡尖微红、苔薄腻,脉寸关沉滑、尺微弱。证属寒痰内伏,郁而化热,脾肾两虚,阳气不足;治以暖肾益脾,理肺化痰,佐以熄风定喘。处方:熟附子、炙紫菀、炙冬花各10g,炒白芍、炒白术、甜葶苈、红枣各20g,白茯苓30g,大蜈蚣2条,淡干姜、全蝎各5g,北五味、白桔梗、生甘草、炙甘草各6g,炒麦冬15g。7剂。二诊:服药后哮喘仅发作两次,发作时间缩短,咳喘气急等症轻微,已停用"喘乐宁气雾剂",背部觉冷好转,咽不红,舌质淡。诊为肺中郁热已清,治当温振阳气,直捣寒痰伏饮。处方:熟附子、炙紫菀、炙冬花各10g,肉桂3g,炒白芍、炒麦冬各15g,炒白术20g,白茯苓30g,大蜈蚣2条,淡干姜、全蝎各5g,北五味、生甘草、炙甘草各6g。7剂。三诊:哮喘全止,胸膈舒畅,汗出已除,背部不感寒冷,精神略振,语声响亮,食欲见启,但大便溏软,小便较多,舌淡苔净,脉缓滑。治以原方增损。处方:熟附子、制南星各10g,炒白芍12g,炒麦冬、炒白术、炒党参各15g,白茯苓、大熟地各20g,大蜈蚣2条,肉桂3g,淡干姜4g,北五味、炙甘草各6g。7剂。四诊:神色好转,二便尚调,余症均已消失。但寒痰伏饮,非一时能去尽,且久病伤正,气血受伤,故继化寒痰伏饮,脾肺肾同补,气血并顾,杜绝隐患。处方:熟附子8g,姜半夏、广陈皮各10g,炒当归12g,炒党参、炒白术、山萸肉各15g,大熟地、白茯苓各20g,炙黄芪30g,北五味、炙甘草各6g。7剂。

本例共诊治11次,五诊起均在四诊方基础上略作加减。七诊去附子、姜半夏,加菟丝子、仙灵脾、补骨脂各15g。九诊时去茯苓。七诊以后重点补肾,肾为一身之本,肾中真阳充足,则诸脏阳气亦足,阴寒无从所生。停服汤剂后,又用金匮肾气丸连服3个月,巩固疗效,随访至今,未见复发。

验方来源 缪卫群,沈华浩,孔繁智.陆拯辨治顽固性哮喘的经验.浙江中医杂志,2005,4:145～147

临证阐释 陆拯主任医师认为此患者病久正虚,阳气不足,寒痰内伏,故历投射干麻黄汤、小青龙汤、定喘汤等方,仅缓解一时。素体阳虚,寒痰内盛,冬春气寒,阳虚加甚,故哮喘多年不愈,冬春加重;夜间阴盛,寒痰内动,因而哮喘每夜发作;痰凝气阻,内风扰动,则咳喘哮鸣,胸膈满闷,不得平卧;肺气不利,寒痰内停,则咳吐稀痰;肺主气,外合皮毛,肾藏精,主五液,肺肾虚弱,津液不固,因此汗出较多;白天阳气得盛,寒痰内伏,所以白天哮喘减轻,每夜发作,阳气顿伤,脾肺肾更虚,故精神疲惫,面色㿠白带灰,语声低沉;阳气不足,寒邪内停,则背部觉冷,小便清长;肾阳虚弱,脾失温健,所以食欲减退,大便不实,形体瘦弱;咽略红,舌尖微红,为寒痰内伏,郁而化热之兆;舌淡苔薄腻,脉寸关沉滑、尺微弱,又为寒饮内伏、肾阳虚弱之明证。用药以真武汤生姜易干姜为主,用附子温振肾阳,肾阳得振,肺中寒饮亦化;重用茯苓健脾化饮,与白术、炙甘草相伍补中益气;重用芍药缓急和里,合附子敛阴和阳;葶苈子、红枣泻肺涤痰又不伤正;桔梗、生甘草宣肺利咽,祛痰止咳;干姜、五味子温脾散寒,纳气平喘;紫菀、款冬花温肺化痰蠲饮;麦冬滋阴润肺,制诸药燥烈之性;哮喘发作之突发、阵发、反复等特点与风邪善行数变相类似,而内风肇始于肝,故用蜈蚣、全蝎走肝经、平肝木,搜风解毒,熄风止痉,专治息道挛急。诸药合用,标本兼治,立竿见影。二诊,肺中郁热已除,原方去葶苈子、红枣、桔梗,加肉桂增强真武汤温肾作用,力消阴寒。三诊,哮喘不作,寒痰渐化,阳气稍复,故原方去紫菀、款冬花、全蝎、生甘草,加熟地、党参、南星。熟地滋补肾阴,配附子、肉桂有阳中求阴、阴中求阳之意;党参健脾益气,助白术、茯苓、甘草补中祛邪;南星善治风痰。四诊之后,视病情转化,乃酌用金水六君、金匮肾气等调理收功。

8. **陆拯经验方**

药物组成 细辛 3g,干姜 5g,五味子 5g,桔梗 5g,生甘草 5g,白前 8g,紫菀 10g,冬花 10g,地龙 15g,半夏 15g,麦冬 15g,葶苈子 20g,炙桑皮 20g。

用药方法 诸药同煎 30 分钟,每剂煎 2 次,将所得药液混合。每日 1 剂,分 2 次温服。

适应病证 本方适用于素体脾肺两虚、脾阳不足、天冷受寒易作者。症见:咳嗽咯痰,痰质稀白,畏风恶寒,鼻塞鼻痒,语声低弱,胸膈满闷,面晦带青,纳差神疲形羸,咽痒微红,苔根腻,舌淡,脉沉滑紧。

病案举例 沈某某,女,37 岁。初诊:2003 年 7 月 14 日。诉哮喘反复发作多年,天冷受寒加重。患者近期受凉后频作,午夜哮鸣气喘,不能平卧,兼有咳嗽,痰稀色白,胸脘满闷,或有畏风恶寒,鼻塞咽痒,纳差神疲,二便尚调,面晦带青,形羸声低,咽微红,舌淡苔薄净、根微黄,脉沉滑且紧。诊为寒痰伏于肺俞,气机升降失常;治以温肺祛寒,豁痰顺气。处方:北细辛 3g,淡干姜、北五味、白桔梗、生甘草各 5g,焙白前 8g,炙紫菀、炙冬花各 10g,广地龙、姜半夏、炒麦冬各 15g,甜葶苈、炙桑皮、红枣各 20g。14 剂。二诊:哮喘发作次数明显减少,且咳喘等症轻微,但鼻塞鼻痒,喷嚏时作。此为寒痰渐化,但久病伤正,营卫失和,气血失调,故治以兼顾气血,调和营卫。处方:北细辛 3g,淡干姜、北五味、苍耳子、生甘草各 5g,焙白前 8g,炙紫菀、炙冬花各 10g,炒当归 12g,姜半夏、广地龙、炒麦冬、炒苏子各 15g,甜葶苈、生黄芪、红枣各 20g。14 剂。三诊:哮喘已平,但鼻塞喷嚏仍作,神疲乏力,面色少华,食欲略启,余症均除,舌苔薄白,脉沉细而滑。证属肺脾两虚,鼻窍失利,治以温肾健脾,益肺和营。处方:熟附子、炙紫菀、炙冬花各 10g,炒白芍 12g,炒白术、炒麦冬各 15g,白茯苓 20g,炙黄芪 30g,北五味、苍耳子、辛夷花各 5g,炙甘草 6g。14 剂。

本例共诊治七次,四诊起均在三诊基础上随症略作加减,以温肾健脾、益气固表为法则,肺脾肾三脏兼顾,扶正固本,清除余邪,使痰饮无以复生。随访 1 年,哮喘未见再作。

验方来源 缪卫群,沈华浩,孔繁智.陆拯辨治顽固性哮喘的经验.浙江中医杂志,2005,4:145~147

临证阐释 此方系陆拯主任医师经验方。患者素体脾肺两虚,脾阳不足,健运失司,水湿不从正化,蕴生痰饮,外寒每易引动内饮,痰随气升,气因痰阻,相互搏结,壅塞气道,则哮鸣喘促,天冷受寒易作;痰浊留伏于肺,肺气郁闭,阳虚寒盛,津液凝聚,滋生痰饮,故咳嗽咯痰,痰质稀白;肺气虚弱,营卫不和,因而畏风恶寒,鼻塞鼻痒,语声低弱;肺居胸中,痰浊阻肺,气机失于通畅,则胸膈满闷;肺气逆阻,胸中阳气失展,气血运转不畅,所以面晦带青;脾虚失健,生化无权,故纳差神疲形羸;咽痒微红,苔根腻,是寒郁化热之象;舌淡,脉沉滑紧,为寒盛之征。治疗当兼顾病性之寒热错杂,急治其标,以顺气降逆、祛痰平喘为先。《金匮要略》云:"病痰饮者,当以温药和之。"本例即以干姜、细辛、五味子三药为君,温肺逐寒,降逆蠲饮;姜半夏和胃降逆,燥湿化痰;紫菀、款冬花温肺化痰,止咳平喘;麦冬滋阴润肺,制细辛、干姜之温燥;葶苈子、桑白皮泻肺平喘,清热导饮,更以红枣缓葶苈之烈性,泻而不伤正;地龙剔凝瘀、通络脉,熄风止痉;桔梗、生甘草宣肺祛痰,利咽止咳;白前顺气利肺,与桔梗相伍,一开一阖,调畅肺之升降。诸药同用,温寒化饮,肃肺平喘,熄风止痉,直中病的。二诊:哮喘大减,郁热渐清,故原方去桑白皮、桔梗,加苏子、苍耳子、黄芪、当归,生甘草易为炙甘草。用苏子加强降气祛痰;苍耳子祛风通窍;黄芪、当归、炙甘草益气健脾,调和营卫,养血活血,脾旺则痰无以化生,血行则气血调畅,内风自灭,瘀化痰去痉止。全方标本兼固。三诊:哮喘已平,阴寒所伏不多,故扶正为主,兼顾祛除余邪。五脏之伤,穷必及肾。久病哮喘,下焦肾阳亏耗,不能温化津液;渗于脾,脾虚不能运化水湿,水液不循常道聚而为痰;着于肺,肺虚不能输布津液,导致痰饮内停,病势纠缠,故用真武汤加味,温肾摄纳。

9. 姜良铎经验方

药物组成 苏子 12g,苏梗 12g,香附 12g,法半夏 12g,旋覆花 12g(包煎),绿萼梅花 10g,九香虫 10g,炙麻黄 6g,竹茹 10g,炒杏仁 10g,枳实 10g,厚朴 10g。

加减运用 以和胃降肺为法,若见脾虚痰湿内蕴,则加以健脾化痰,如党参、白术、茯苓、太子参、扁豆等;若见肝失疏泄、木火灼金则加以镇肝降肺,如加生石决明、生龙骨、生牡蛎、珍珠母、代赭石。

用药方法 诸药同煎 30 分钟,每剂煎 2 次,将所得药液混合。每

日1剂,分2次温服。

适应病证 本方适用于胃食管反流相关性哮喘。症见:气喘痰鸣,咳嗽,嗳气,咯痰时欲呕吐,腹部胀满,纳呆,大便干,舌苔白厚腻,脉弦滑。

病案举例 鲁某,女,56岁。主因哮喘反复发作5年,加重1个月,于2005年9月就诊。患者5年前开始出现哮喘,经中西医治疗,病情平稳,1个月前无明显诱因哮喘加重,西医诊治后曾给予抗生素、激素、平喘药静脉点滴治疗7天,口服氨茶碱、吸入支气管扩张剂和激素治疗2周。近5天哮喘又发作,夜间哮喘加重。就诊时症见:气喘痰鸣,咳嗽,夜不能平卧,嗳气,咯痰时欲呕吐,腹部胀满,纳呆,大便干,舌苔白厚腻,脉弦滑。中医诊断:哮病,辨证为肺胃失降,痰湿中阻,气机失畅。西医诊断:胃食管反流相关性哮喘。治法:和胃降肺、化痰平喘。处方:苏子12g,苏梗12g,香附12g,法半夏12g,旋覆花12g(包煎),绿萼梅花10g,九香虫10g,炙麻黄6g,竹茹10g,炒杏仁10g,枳实10g,厚朴10g,莱菔子15g,熟大黄6g(后下)。7剂,水煎,分早晚2次服用,每日1剂。停口服西药并继续吸入药物治疗。

7剂服后,症见咳嗽,咯白痰,嗳气欲吐,腹部稍胀,胃纳差,大便通畅,夜间哮喘未发作,舌苔白腻,脉弦滑。原方去熟大黄加焦三仙各15g,继服7剂。嘱其进行胃食道pH检测。

7剂服后,诸症好转,咯痰、咳嗽明显减轻,胃腹无胀,纳可便调,舌苔白稍腻,脉弦滑;胃食道pH检测证实存在胃食道反流。治以和胃降肺、健脾化痰为法。处方:苏子12g,苏梗12g,法半夏12g,炒杏仁10g,旋覆花12g(包煎),绿萼梅花10g,九香虫10g,厚朴10g,白术15g,茯苓15g。建议减少吸入药物,中药停服后可以苏子降气丸平时服用。

验方来源 张晓梅,等. 姜良铎教授治疗胃食管反流相关性哮喘经验. 北京中医药大学学报(中医临床版),2007,14(3):33～35

临证阐释 此方系姜良铎教授治疗胃食管反流相关性哮喘经验方。姜教授认为和胃降肺贯穿于胃食管反流相关性哮喘的治疗过程中。肺胃失降、气机失调是胃食管反流相关性哮喘的基本病机,和胃降肺、肃降气机是其基本治法,大肠上接胃府、与肺相表里,肃降肺胃常兼以通腹。常用药物包括苏子、苏梗、前胡、法半夏、竹茹、旋覆花、炒杏仁、九香虫、绿萼梅花、檀香、枳实、厚朴等。

10. 玉屏风散

药物组成 黄芪20g,防风10g,白术10g。

加减运用 喘息重者可加蝉衣、僵蚕,解痉平喘;咳嗽,痰多,咯吐不利者,可加杏仁、贝母、乌梅等;四肢水肿者,可加茯苓、泽泻等利水渗湿。

用药方法 诸药同煎30分钟,每剂煎2次,将所得药液混合。每日1剂,分2次温服。

适应病证 本方适用于素体虚弱、易于感冒、哮喘多由受凉而发者。症见:喘息,畏寒,咳嗽,咯吐白泡沫痰,易汗出,舌淡红,苔白,脉细。

病案举例 朱某,女,40岁,素禀体弱,自幼即有哮喘病史,每于冬春季节易发。1999年春,患者不慎受凉引发旧恙。来诊时哮喘,动则尤著,咯吐白色泡沫痰,面肢轻度浮肿,易汗出,胸闷如窒,口唇、手指紫暗,舌淡红,苔白略腻,脉细弦数。顾氏诊为过敏性哮喘,治当益气固表,泻肺化痰,止咳平喘。药用:黄芪20g,白术10g,防风10g,蝉衣10g,僵蚕10g,地龙10g,茯苓20g,泽泻20g,杏仁10g,浙贝母15g,山药15g,乌梅10g,炙甘草10g,服药10剂而愈。

验方来源 周兴武,等.顾维超老中医治疗哮喘病经验.吉林中医药,2006,6:13～14

临证阐释 此患者自幼即有哮喘,且发作有明显季节性,属于过敏体质。顾氏认为此患者久有"夙根",每于外邪引动即发哮喘。治以玉屏风散益气固表;蝉蜕、僵蚕、地龙抗敏解痉,缓解支气管痉挛,减轻哮喘;茯苓、泽泻利水渗湿,引水液从小便而出,减少肺部积水;杏仁、浙贝母宣肺化痰、止咳平喘;山药、乌梅、炙甘草补益肺脾,止咳平喘。诸药合用,使卫表得固,邪有出路而哮喘自止。

(苗 青 安 喆)

第九章 慢性阻塞性肺疾病

慢性阻塞性肺疾病（chronic obstructive pulmonary disease，COPD）是一种具有气流受限特征的可以预防和治疗的疾病，气流受限不完全可逆、呈进行性发展，与肺部对香烟烟雾等有害气体或有害颗粒的异常炎症反应有关。COPD主要累及肺脏，但也可引起全身（或称肺外）的不良效应。COPD是呼吸系统疾病中的常见病和多发病，患病率和病死率均高。世界卫生组织（WHO）资料显示，COPD死亡率居所有死因第四位，且有逐年增加之势。COPD与慢性支气管炎和肺气肿密切相关，当慢性支气管炎或（和）肺气肿患者肺功能检查出现气流受限并且不能完全可逆时，则诊断COPD。吸烟为主要的发病因素，烟龄越长，吸烟量越大，COPD患病率越高，感染是COPD发生发展的重要因素之一，病毒、细菌、支原体是本病急性加重的重要因素。另外本病亦与家族史、职业、空气污染、蛋白酶-抗蛋白酶失衡等因素有关。

辨证论治

慢性阻塞性肺疾病属中医"咳嗽、喘证、肺胀"范畴。其主要病机为久病肺虚，痰浊潴留，每因再感外邪诱使病情发作加剧。临床辨证论治常分为痰浊壅肺证、痰热郁肺证、痰蒙神窍证、肺肾气虚证、阳虚水泛证5个证型。

1. 痰浊壅肺证

症见咳嗽痰多，色白黏腻或呈泡沫，短气喘息，稍劳即著，怕风易汗，脘痞纳少，倦怠乏力，舌质偏淡，苔薄腻或浊腻，脉弦小滑。治以化痰降气，健脾益肺。常用苏子降气汤（《和剂局方》）、三子养亲汤（《韩氏医通》)、六君子汤(《医学正传》),由苏子、陈皮、半夏、当归、前胡、厚朴、肉桂、甘草、生姜、白芥子、莱菔子、人参、茯苓、白术组成。

2. 痰热郁肺证

症见咳逆喘息气粗,烦躁,胸满,痰黄或白,黏稠难咯,或身热微恶寒,有汗不多,溲黄,便干,口渴,舌红,苔黄或黄腻,边尖红,脉数或滑数。治以清肺化痰,降逆平喘。常用越婢加半夏汤(《金匮要略》)、桑白皮汤(《景岳全书》),由麻黄、石膏、生姜、大枣、甘草、半夏、桑白皮、苏子、杏仁、贝母、黄芩、黄连、山栀组成。

3. 痰蒙神窍证

症见神志恍惚,谵妄,躁烦不安,撮空理线,表情淡漠,嗜睡,昏迷,或肢体瞤动,抽搐,咳逆喘促,咯痰不爽,苔白腻或淡黄腻,舌质暗红或淡紫,脉细滑数。治以涤痰、开窍、熄风。常用涤痰汤(《济生方》),另服安宫牛黄丸(《温病条辨》)或至宝丹(《和剂局方》),由制半夏、制南星、陈皮、枳实、茯苓、人参、石菖蒲、竹茹、甘草、生姜组成。

4. 肺肾气虚证

症见呼吸浅短难续,声低气怯,甚则张口抬肩,倚息不能平卧,咳嗽,痰白如沫,咯吐不利,胸闷,心慌,形寒汗出,舌淡或暗紫,脉沉细数无力,或有结代。治以补肺纳肾,降气平喘。常用补肺汤(《永类钤方》),由人参、黄芪、熟地、五味子、紫菀、桑白皮组成。

5. 阳虚水泛证

症见面浮,下肢肿,甚则一身悉肿,腹部胀满有水,心悸,喘咳,咯痰清稀,脘痞,纳差,尿少,怕冷,面唇青紫,苔白滑,舌胖质暗,脉沉细。治以温肾健脾,化饮利水。常用真武汤(《伤寒论》)合五苓散(《伤寒论》),由炮附子、白术、茯苓、芍药、生姜、桂枝、猪苓、泽泻组成。

验方妙用

1. 金水交泰汤

药物组成 南沙参50g,黄精30g,苏子30g,赤芍30g,木蝴蝶10g,地龙12g,制南星15g,葶苈子15g,黄芩30g,甘草15g,沉香6g(为末,分6次冲服),夜关门30g。

加减运用 心悸气虚较甚者南沙参加至100g,葶苈子加至30g;痰

第九章 慢性阻塞性肺疾病

多咳嗽不爽者制南星加至30g；长期应用激素的病例甘草可用至30g，酌减或停服激素，并逐渐减甘草量；痰瘀阻碍肺气，瘀滞心肺而见唇甲紫绀者加桃仁、五加皮；阳虚水泛而见面浮胫肿者减甘草量，加茯苓、附片；心气欲脱者加人参或生脉散，再加附片、龙骨；痰蒙清窍，神志恍惚者加石菖蒲。病势减轻勿停药，只在方中去葶苈子，减苏子、地龙、黄芩、赤芍、甘草量之半，另加白术15g，女贞子10g。

用药方法 每日1剂，水煎3服。病势减轻继服1~3个月，增强体质，减少复发。禁忌：吸烟饮酒，腌卤食物。

适应病证 咳嗽，咳痰，喘息，胸闷，气短，呼吸困难呈渐进性加重，活动后明显，大部分病例有长期吸烟史，每天10~30支不等，并有反复呼吸道感染史，冬重夏轻，舌暗红，苔白厚或腻，脉沉数。中医辨证为肺脾肾俱虚，痰热瘀滞，本虚标实型。

病案举例 黄某，女，58岁，2002年1月14日初诊。患者反复咳喘13年，每年冬季均需住院治疗。此次咳喘加重1个月，住院治疗效果不显。形体消瘦，咳嗽不已，咯大量白色黏液痰，咳则大汗淋漓，喘促气急不能平卧，胸膈窒闷，畏寒肢冷，不欲饮食，小便量少，大便干结，3日一行，舌暗紫，苔白厚少津，脉沉细数。胸片提示：慢支炎继发感染、肺气肿。证属肺脾肾俱虚，痰热瘀互结，本虚标实，投金水交泰汤原方3剂。药后咳喘痰俱减，四肢转温，小便量增，大便润畅。继以金水交泰汤去葶苈，加神曲30g、白术15g，增强其健脾助运之力，续服5剂。病情明显缓解，仅晨起咳嗽咯痰，动则短气乏力，舌暗淡，苔白厚，脉沉细弱。外邪已解，本虚显露，以金水交泰汤加白术、黄芪、女贞子、淫羊藿、神曲、陈皮，培补脾肾，杜其痰源。继服2个月余，诸症俱平。

验方来源 沈其霖．金水交泰汤加减治疗慢阻肺78例．四川中医，2006，24(3)：70~71

临证阐释 本方是李孔定教授（全国第1、第2批老中医药专家学术经验继承导师）治疗慢性阻塞性肺病（简称慢阻肺）的经验方。本方用南沙参养阴补肺，甘草益气祛痰，黄精一药，《本草从新》谓其入心、脾、肺、肾四经，具有气阴并补之功。三药合用，补其既虚之脏，使其本固则力可抗邪。苏子、制南星性味辛温，燥湿化痰；地龙、葶苈子性味辛寒，通络泻肺，两组药一阴一阳，一缓一峻，使水饮得化，顽痰可蠲；痰浊蕴肺,易于化热,阻闭气道,故用黄芩、夜关门清泻肺热,防止化火刑金;木蝴蝶宽胸快膈,疏通气道壅闭;痰壅则气滞,气滞则血瘀,故用赤芍活血行瘀;母病及子,肺病则肾虚,肾虚则难纳气,故用沉香纳气归肾。全方补泻并施,清温并用,标本兼顾,共奏扶正以抗邪、祛邪以固正之效。

2. 生金散

药物组成 由《卫生宝鉴》之人参蛤蚧散除用人参、蛤蚧,尚配杏仁、桑白皮、知母、茯苓、甘草。

加减运用 若患者兼有口干、咽燥、舌红少苔,表现为气阴两伤,将人参改为西洋参,以益气生津,气阴双补;咳痰偏多,痰白黏或成泡沫状,可于方中加川贝母粉,以增润肺化痰之功;如遇寒喘甚,畏寒神疲,精神不济者,宜合紫河车等血肉有情之品,以补肺益肾,补气温阳;若经济条件许可或兼咯血、痰中带血,尚可配合冬虫夏草,除增强补肺益肾、止咳平喘之功效,尤能和络止血。

用药方法 生金散及其加减方宜于初秋开始服用,持续至次年初春,并为非急性发作或感染期。遇有外感,轻者不必停服;若引发肺部感染,表现为风热犯肺或痰热壅肺证,则停服生金散,改用疏风清热、清肺化痰等治疗,必要时配合抗炎抗感染治疗,以尽快控制病情,待病情缓解再继续服用。为便于患者长期服用,将上药研粉,视寒热虚实,按一定比例混合并灌装胶囊备用,每日早晚各服 3 粒(相当于生药 1.5g)。

适应病证 适用于 COPD 之慢性咳喘,少气懒言,咳痰色白,属肺气虚,肺失宣降,气逆喘咳者。

病案举例 患者男,年近八旬,系慢性支气管炎,慢性阻塞性肺气肿。终年咳嗽咳痰,少气懒言,言语或活动则气短而虚喘不宁。每入秋冬感畏寒肢冷,常因感冒而引发肺部感染,致咳喘加重,咳痰黄稠,肺部啰音难以消失,非用强效、足量抗生素不能控制。5 年前予服用生金散(生晒参、蛤蚧),从深秋连续至次年初春,当年咳喘减轻,精神转振,感冒减少,得以安度秋冬。其后每年坚持秋冬服用,并于方中加用冬虫夏草,肺部感染减少,生活质量有所提高。

验方来源 郝传铮. 生金散在慢性阻塞性肺疾病中的应用. 南通医学院学报,2002,22(4):434

临证阐释 COPD 患者病在肺,同时累及脾肾,甚至影响到心。病机为肺气虚衰,脾气不足,肾精耗伤,痰阻气逆,多为阳虚气弱之证,亦可成气阴两伤之证。COPD 缓解期应重视调护,除注意生活的调养、预防外感,予以扶助正气、补肺健脾益肾、降气定喘。人参健脾补肺宁嗽,蛤蚧补肺益肾,纳气平喘。现代药理学研究表明:人参、蛤蚧皆能提高机体的免疫。知母清热泻火、生津润燥;杏仁、桑白皮泻肺止咳平喘;茯苓、甘草健脾益气。

3. 百合地黄汤

药物组成 生地 12g,知母 15g,百合 15g,麦冬 12g,玉竹 18g,白芍 15g,女贞子 12g,紫菀 3g,百部 15g,前根 11g,地骨皮 15g,桑白皮 15g,甘草 3g。

加减运用 消化欠佳者加神曲、砂仁、麦芽;痰黏稠者可加竹茹、半夏。

用药方法 药物治疗期间戒烟、酒,连服 30 剂后咳嗽大减,获效后巩固治疗 1 个月。

适应病证 全部患者均采用百合地黄汤加减治疗。

病案举例 患者杨某某,男,65 岁,2003 年 11 月 5 日初诊,症见咳嗽气紧、咳吐稠痰、心累头昏、喉中干痒。经西医检查和 X 光片显示确诊为肺气肿,兼肺心病,中医诊得脉象浮弦、舌质干、微黄苔,此为心肺阴亏、阳亢化火、肺热气逆之症,治以养心肺阴为主,佐以泻火降肺。12 月 9 日二诊:服上方 30 剂后咳嗽大减,诸症亦缓解,但消化欠佳,大便微溏、口微干、舌苔微黄,上方中加益胃之品。2005 年 1 月 8 日复诊时,予桑白皮 15g、地骨皮 15g、白芍 15g、山药 15g、百合 12g、谷芽 15g、半夏 12g、竹茹 12g、紫菀 12g、白前根 15g、鸡内金、炙甘草 3g。服上方 4 剂后,消化好转,以后仍服初诊时药方,咳嗽基本控制,诸症更见好转。

验方来源 何新民. 百合地黄汤加减治疗肺气肿和肺心病 52 例. 职业卫生与病伤,2005,20(4):272

临证阐释 本例心累头昏,为心阴不足、心阳上亢现症;咳嗽气紧、喉中干痒,脉象浮弦,为肺阴不足现症;阴虚生内热故出现咳吐稠痰,舌质干黄等症状。故用生地、百合、麦冬、玉竹、白芍、女贞子、玄麦等以养心肺阴分；用桑白皮、地骨皮、知母等以清肺降气；用前根、紫菀、百部、半夏、竹茹以止咳化痰。二诊时，患者出现消化不良，因其素禀阴亏，故仅用山药、谷芽、鸡内金等益胃药使其不伤阴分。总之，阴分不足的患者，又患其他病症时，应处处照顾其阴分，如重竭其阴，则病难速愈。

4. 补肺助阳汤

药物组成 冬虫夏草、姜半夏、制胆南星、桂枝、淡附片、百合各10g，龙骨（先煎）、牡蛎（先煎）、麦冬各30g，炒白术、黄芪各20g，细辛3g。

加减运用 咳嗽伴咽痒者加防风、钩藤各10g；痰黄而稠加生石膏30g；痰中带血加侧柏炭10g；气喘胸满加地龙、葶苈子各10g；咽干口燥、手足心热加麦冬30g，天花粉20g；年迈体虚加淮山药15g，核桃肉10g。

用药方法 均在7~9月份服药，每日1剂，每日2次，水煎服，1个月为1疗程。服药过程中应忌生冷、烟酒、辛辣、甜食，宜清淡为主。

适应病证 临床表现以咳嗽、咳痰、气急为主，且长期经西药治疗，服用抗生素、氨茶碱、激素等可缓解，但反复发作。病始于肺卫，久之则波及脾肾。其病在肺，其本在肾。

病案举例 王某某，男，61岁，1990年8月7日初诊。患慢性支气管炎20余年，常因着冷或疲劳过度而复发，每年至少发作1次，冬春加剧，曾多次住院治疗。发病时咳嗽、咯痰、气急，夜间不得平卧，有时双下肢浮肿明显。平时自服氨茶碱、地塞米松等。胸片示：慢性支气管炎，肺气肿。症见消瘦乏力、神倦，少气懒言，胃纳一般，腰膝酸软，夜寐尚安，夏天怕风，冬天畏寒，舌淡红胖大、苔薄少津，脉细弱。证属寒饮内伏、脾肾不足兼有阳虚。治拟冬病夏治，补肺助阳。药用：冬虫夏草、姜半夏、桂枝10g，炙麻黄、细辛各3g，淡附片、干姜各6g，龙骨（先煎）、牡蛎（先煎）、核桃肉各30g，炒白术、黄芪、杜仲各20g。每日1剂，水煎服。先服3剂，患者未有不良反应。继服1个月后，胃纳大增。嘱忌生冷、油腻、辛辣、烟酒，每日吃一鸡蛋以增加营养。结果该年冬天未见复发，且体质增强，感冒也明显减少。连服3年，随访2年，未见再发。

验方来源 金自强．补肺助阳汤治疗老年慢性支气管炎131例观

察．山西中医,2005,21(3):15～16

临证阐释 "冬病夏治"即"缓则治其本",源于《黄帝内经》"春夏养阳"的大法。夏用集温、逐、补、纳于一炉的补肺助阳汤能两热相得,更能扶正祛邪。历代医家认为,咳喘专主于痰,痰是该病的病理生理反映,故辨治多从痰入手。饮为阴邪,非温不化,所以温是该病的立法重点。用桂枝、附子、细辛之温以化寒饮,去除"病根"也。诚如仲景所谓"病痰饮者,当以温药和之"。半夏、胆南星降逆化痰,此逐痰之义不可忽视。患者多属久病或年老,脾肾多虚,宜补纳兼施。黄芪、冬虫夏草善补脾肾之阳,龙骨、牡蛎降逆纳气。脾肾之气既充,则"正气存内,邪不可干"。佐用麦门冬、百合则阴阳双补,肾气得充,又是该方之特色。实践证明,该方具有调和营卫、增强机体免疫功能和温阳培本、祛痰降逆的功效。在夏季三伏天阳气旺盛之时治疗慢性支气管炎,可收到预防该病冬季发作的效果。

5. 茯苓甘草汤合当归贝母苦参丸

药物组成 桂枝、茯苓、川贝母、苦参、当归、杏仁、厚朴各10g,生姜6g,炙甘草8g,紫菀15g。

加减运用 兼外感者加麻黄、防风各10g;伴心下动悸者,茯苓加至15g,酸枣仁15g;唇舌暗紫者,加桃仁5g;热咳甚者,加桔梗12g,枇杷叶10g;寒咳者,加干姜6g,五味子6g;痰多者加葶苈子10g;无痰而喘者,加熟地30g,石膏20g;痰黄或发热者,加金银花、连翘各15g,黄芩10g。

用药方法 每日1剂,水煎分2次温服,10天为1个疗程。

适应病证 喘咳日久至胸中胀满,痰涎壅盛,或动辄气促,或伴心下悸和浮肿。

病案举例 张某,男,58岁,1999年12月8日初诊。素有喘息型慢支20多年,近来因感冒诱发喘促,短气自汗,心下悸,微咳,发热38.2℃,痰多白黏稠,咽干不渴,纳呆,唇舌暗紫,苔白腻,脉弦稍数。胸片示:(1)慢支肺气肿;(2)双下肺感染;(3)右心肥大。听诊:双下肺可闻湿性啰音。中医诊断:肺胀(慢阻肺并感染)。方药:茯苓、金银花、连翘各15g,炙甘草8g,桂枝、麻黄(先煎)、杏仁、厚朴、防风、川贝母、黄芩、葶苈各10g,桃仁6g。服药2剂,每天1剂。12月10日:热退,痰减少,仍有气喘、心下悸。拟方:桃仁、知母、当归各 6g,茯苓 15g,葶苈子、桂枝、杏仁、厚朴、苦参、川贝母、黄芩各 10g,炙甘草 8g。服 3 剂,每日 1 剂。12 月 13 日:热退,喘气减轻,无咳,纳呆,大便少。守上方加莱菔子 15g。服 3 剂,每日 1 剂。12 月 16 日:喘、悸、咳俱缓解,舌淡红暗,脉弦不数,仍有心下悸、气短、乏力,痰稍多,肺部啰音基本消失。拟方:杏仁、厚朴、葶苈子、当归、桂枝、苦参、莱菔子各 10g,茯苓 12g,红参、炙甘草、知母各 6g,川贝母 8g。上方加减调理善后,喘、悸、咳基本消失。痰量减少后,去葶苈子、莱菔子。

验方来源 王伯章.茯苓甘草汤合当归贝母苦参丸治疗肺胀喘悸 83 例.湖北中医杂志,2001,23(7):33

临证阐释 肺胀以喘悸咳反复发作、迁延多年为特征,常伴心下动悸,四末不温,动辄气短不足以息。中医辨证,以咳为主时治咳,喘为主时治喘,心下悸为主时治悸。肺胀发病多系水停痰凝、气虚气滞、痰瘀互结所致。临床证有虚实,实者寒热痰饮,虚者肺脾肾虚。笔者所拟茯苓甘草汤合当归苦参丸治疗肺胀缓解期,具有攻补兼施、虚实兼治的作用。当归贝母苦参丸方中,贝母祛痰解痉,苦参清热燥湿,当归止咳活血,合用能改善肺系末端气道与循环阻塞。茯苓甘草汤出自《伤寒论》治"伤寒,厥而心下悸"之痰饮证。方中桂枝配茯苓、生姜以通阳利水、除饮定悸;加桃仁、当归活血,治疗因喘致悸者有一定的效果。两方合用,治疗肺胀喘悸咳(急性期转入缓解期)患者尤为适宜。

6. 降肺平逆汤

药物组成 杏仁 15g,芦根 30g,薏苡仁 30g,白芥子 15g,莱菔子 15g,葶苈子 15g,丹参 30g,浙贝 15g,鱼腥草 30g,黄芪 30g,瓜蒌 15g,甘草 6g。

加减运用 如患者咳喘明显或外感风寒,可加入麻黄或旋覆花,以加强宣肺平喘、降气化痰之功,麻黄发汗之力较强,如患者体虚,则应避免发汗太过,本药亦有升高血压之弊,故高血压者,亦应慎用;如患者痰浊较重,可加入陈皮、法夏、茯苓、桑白皮等,取二陈汤之意,加强化痰之力;如水气重,甚至周身浮肿者,可加入大腹皮、茯苓、白术,利水渗湿;如气虚明显,恶风惧冷,汗出易感或外感后不易痊愈,则加入白术、防风,取玉屏风之意,益气祛风固表;如出现肺阴虚症状,如口干、盗汗、低

热、少痰等症,可加入玉竹、桑叶、沙参等,以滋阴清热;如病程较久,肾虚不纳气,则在用本方控制咳喘症状后,改用补肾纳气的方法治疗,如选用肾气丸加减治疗。病久损阳,阳虚水泛,水气凌心,可选加真武汤或苓桂术甘汤。本病后期,影响及心,如出现痰蒙心窍之证,应按闭证处理。

用药方法 每日一剂,水煎服,避风寒,多休息,忌辛辣,服稀粥调理善后。

适应病证 正虚为本,实邪壅盛的虚实夹杂之证。

病案举例 张某,男,57岁,以"咳嗽、气喘5天"为主诉于2006年11月18日初诊。患者患慢性支气管炎10余年,5天前因受凉引起发热、恶寒、头痛、咳嗽、气喘等症,在外院诊断为慢性支气管炎急性发作,慢性阻塞性肺气肿,经西医抗炎对症治疗后,发热、恶寒、头痛等症消失,但咳嗽、气喘等症仍不愈,遂转中医治疗。症见:咳嗽,咯痰量多,色白质稍稠,胸闷,气短,喘促不能平卧,影响睡眠,活动后加重,时有心悸汗出,唇绀,舌暗红,苔白腻,脉弦滑。中医诊断为肺胀(痰瘀互阻型)。治疗选方降肺平逆汤加减:杏仁15g、白芥子15g、莱菔子15g、葶苈子15g、丹参30g、浙贝15g、鱼腥草30g、荆芥30g、防风12g、白术15g、黄芪30g、瓜蒌15g、甘草6g。服用上方3剂后,咳嗽、气喘症状大为缓解,仍偶有咳嗽,咯痰色白,呈泡沫样,时有胸闷、心慌,依上方,去荆芥、防风,加入法夏15g、枳实15g、桂枝9g,再服3剂。服后复诊,诸症消失。

验方来源 王志祥.李琦教授应用降肺平逆汤治疗慢性阻塞性肺疾病经验.云南中医学院学报,2007,30(2):43

临证阐释 本方为云南省名中医李琦教授的验方,乃是《千金》苇茎汤、三子养亲汤和葶苈大枣泻肺汤化裁得来。COPD的主要症状就是咳嗽与喘促,因此方中以杏仁、葶苈子为君药。杏仁味苦性微温,止咳平喘,《本经》谓其:"主咳逆上气雷鸣,喉痹。"《本草便读》说:"功专降气,气降则痰消嗽止。"现代药理研究其有抑制咳嗽中枢而起镇咳平喘作用。葶苈子味辛苦性大寒,泻肺平喘,利水消肿,《开宝本草》谓其"疗肺壅上气咳嗽,定喘促,除胸中痰饮。"因此,葶苈子不但可以下气平喘,还能够泻膈上水气,现代药理研究证实其有增强心肌收缩力的作用。

两者共用缓解咳嗽、喘促等主要症状。白芥子、莱菔子化痰利气,瓜蒌清热化痰,宽胸利膈,丹参活血化瘀,四者既可助君药降气止咳,又可治疗痰瘀实邪之本,故为方中臣药。加重COPD的因素当中,最重要的莫过于感染。如感受外邪,引动内邪,内外相搏,正气愈虚,病情就会加重。因此,李教授强调"上工治未病",即在治疗本病时,预防感染的发生,比治疗感染更重要。方中芦根、苡仁、浙贝、鱼腥草都具有清肺热的功效,均为预防感染而设;其中浙贝、鱼腥草为李教授治疗肺系疾病的常用对药,治疗咳嗽、咯痰,尤其适用于痰热壅盛之黄痰,或痰稠难咯等症,临床效果明显。黄芪平补脾肺之气,增强正气以趋邪外出,且本药补而不滞,无恋邪之弊。以上诸药均为方中佐药。甘草补中,培土生金,又可调和诸药,兼有佐使之用。

7. 降肺汤

药物组成 沉香8g,苏子12g,白芥子8g,莱菔子8g,五味子12g,冬花12g,桔梗12g,肉桂3g,贝母12g,瓜蒌12g,生黄芪15g,生草6g。

加减运用 因寒诱发的加荆芥、防风;热壅痰黄稠的加鱼腥草、胆南星;劳倦诱发者加党参、山药。

用药方法 水煎服,每日一剂,早晚服用。

适应病证 气喘,咳嗽,咯痰,重则心悸、怔忡,动辄气喘,气不接续或张口抬肩,不能平卧,大多数以夜间为甚,伴神疲乏力,痰多不利,舌红苔薄,脉细而滑,每遇外寒或劳累而加重。

病案举例 李某,68岁,退休工人,1998年11月5日初诊。患气管炎20多年,肺气肿8年,加重4天。1个月前因劳累受凉而咳嗽,气喘,痰多而稀,胸闷心悸,夜不能平卧,呼吸困难,纳可,二便可,舌红苔白,脉细滑。查体:神清,胸部呈桶状,双肺呼吸音低。患者曾于两周前以"慢支、阻塞性肺气肿、肺心病"住院治疗,得以控制,但近日又加重,要求服中药治疗。治法:降气平喘,温肾纳气。方药:沉香8g,苏子12g,白芥子8g,莱菔子8g,五味子12g,冬花12g,桔梗12g,肉桂12g,贝母12g,瓜蒌12g,生草6g。每日一剂,水煎服。二诊:1998年11月9日,气喘、心悸减轻,夜间能平卧休息,仍咳嗽,痰稠黄,舌红,苔薄白。继用降气汤去肉桂,鱼腥草,胆南星。三诊:1998年11月14日,咳嗽、气喘、心悸已基本转愈,仍继服上方,以巩固疗效。

验方来源 吴凤霞. 自拟降气汤治疗肺气肿46例观察. 陕西中医学院学报, 2001, 24(5):17

临证阐释 本方降肺气而兼纳肾气, 降中有升来治疗肺气肿。方中沉香、肉桂皆辛温之品, 质沉而降, 具有降气温肾纳气之功, 且能散寒; 苏子、白芥子、炒莱菔子为"三子养亲汤", 温化痰饮; 冬花、桔梗均为止咳利咽之品; 五味子敛肺滋肾; 贝母、瓜蒌清热化痰; 黄芪益气固表。全方具有降气平喘、温肾纳气、益气固表之功, 标本兼顾, 故收效甚佳。

8. 补正合剂

药物组成 南北沙参(各)12g, 补骨脂9g, 仙灵脾12g, 丹参30g, 赤芍12g, 红花10g, 水蛭6g, 甘草3g。

加减运用 有恶寒发热、头痛、鼻塞、流涕等表证者, 加感冒合剂(荆芥9g, 防风9g, 白芷9g, 板蓝根30g, 生贯众15g)解表抗毒; 伴咳嗽咯白色泡沫稀痰、舌质淡胖苔白等寒痰症状者, 加寒痰合剂(细辛3g, 干姜3g, 陈皮3g, 姜半夏9g, 平地木30g)辛温散寒, 化痰镇咳; 咳嗽咯黄脓痰或稠痰, 舌质红苔黄等痰热症状者, 加痰热合剂(鱼腥草30g, 金荞麦30g, 百部9g, 海浮石15g)清化痰热。实喘者, 喉中有哮鸣声, 肺部听到哮鸣音等肺气不宣症状, 加平喘合剂(麻黄3~5g, 钩藤15g, 石苇30g, 乌梅10g, 老鹳草30g, 蝉衣9g)解痉平喘。有心慌、心率增快或心律不齐、心尖搏动移位及心电图变化等肺心症状者, 加强心合剂(红参5g, 炮附片3g, 玉竹15g, 茯苓皮30g)强心利尿。

用药方法 日一剂, 水煎服。

适应病证 病之本在肺、肾多虚, 久之气病及血, 心阳不振, 多兼有痰、热、瘀等实邪, 多表现为虚实错杂的症候。

病案举例 王某, 男, 72岁。1998年9月6日初诊。咳嗽反复发作15年余, 伴活动后气短8年。诊时患者恶寒发热, 头痛, 咳喘, 咯黄脓痰不易咯出, 舌红苔黄, 脉数。查血常规:白细胞及中性粒细胞增高。辨证为痰热蕴肺, 肺失清肃, 久咳肺络受伤, 肾不纳气。家父采取急则治标, 治以解表宣肺、清化痰热、解痉平喘。拟方:荆芥、防风(各)9g, 板蓝根30g, 白芷10g, 金银花30g, 射干9g, 金荞麦30g, 鱼腥草30g, 百部9g, 海浮石15g, 桔梗9g, 麻黄6g, 葶苈子10g, 苏子10g, 钩藤15g(后下),石韦30g,老鹳草30g,甘草6g,南北沙参(各)10g,丹参30g,赤芍15g。日1剂,水煎服。用药1周,咳喘控制,发热、咽痛已解。从第2周起,采用缓则治本之法,主要以基本方巩固治疗3周,诸症消失,观察1年未发。

验方来源 朱启芳. 朱秀峰治疗阻塞性肺气肿经验撷菁. 江苏中医药,2002,23(2):14

临证阐释 本方为朱秀峰主任医师(江苏省名老中医)的经验方。方中南北沙参补肺阴养肺气;补骨脂、仙灵脾补肾纳气;丹参、赤芍、水蛭、红花养血活血,以增强体质,改善肺通气功能。朱丹溪提出喘病治则是"未发以扶正气为主,既发以攻邪气为急。"然而对于阻塞性肺气肿而致的喘证而言多非一朝一夕,《景岳全书·喘促门》曰:"然久发者,气无不虚……此等证候当以元气为念,必致元气渐充,庶可望其渐愈。"因此朱老临证每以补正合剂入手,兼以理气、解表、化痰、清热、利水、活血诸法,则肺得以清降,肾得以纳藏,喘证自平。

9. 清源化痰方

药物组成 潞党参10g,黄芩10g,制大黄5g,青礞石(硝石煅制)12g,沉香粉3g(冲服),炒白术10g,云茯苓10g,化橘红6g,姜半夏10g,蜜炙麻黄6g,杏仁10g,川芎6g,甘草3g。

用药方法 1日1剂,水煎,分2次服,15~21天为1个疗程。

适应病证 COPD急性发作期,中医辨证均属痰热兼肺脾气虚证。症见喘息咳嗽、胸闷,咯吐黄痰或白黏痰、口干口苦、腹胀、便结,舌苔黄腻。

病案举例 孙某,男,78岁,退休职工。1998年1月12日入院。患者有吸烟史50余年,近25年来,每于冬春季节则作咳嗽咯痰;近5年来,每每伴发气喘胸闷,每次发作迁延2~3个月,经用抗炎解痉平喘剂才得缓解。本次又因受凉而致前症发作1周余,在本院急诊静滴悉复欢等治疗2天,症情改善不显。入院时咳嗽阵作,气喘胸闷,动辄尤甚,咯痰黄白相间,量多,口干,便干,纳谷不香,神疲乏力。查体:神清,疲乏,口唇轻度紫绀,颈静脉充盈,桶状胸,两肺呼吸音低,散在哮鸣音,两肺底有少量湿性啰音,心率90次/分,律齐,腹平软,双下肢无浮肿,舌质淡红有齿印、苔薄黄腻,舌底脉络紫暗瘀曲,脉细而滑。实验室检查:血常规:WBC 11.3×10^9/L,GRA 80%,LYM 18%。胸片示:两肺纹理增多紊乱、透亮度增高,肋间隙增宽。肺功能测定示:FEV_1:0.41,FEV_1%:47%,MEF75%:0.5,MEF50%:0.2,MEF25%:0.2,MMF:0.1;肺动脉压(MPAP)测定:32.3mmHg。诊断COPD发作期。中医辨证属肺脾气虚,痰热挟瘀,肠痹气逆。治当健脾助运,清通化痰,化瘀平喘,方选清源化痰方。药服3剂,大便得通,日行2次,咳喘随之减轻,咯痰亦减。7剂咳喘减去大半,纳谷亦增。守方再进7剂,喘咳渐平,两肺哮鸣音及湿啰音消失。复查血常规示:WBC 6.4×10^9/L,GRA 64%,LYM 32%。肺功能测定示:FEV_1:1.58,FEV_1%:67,MEF 75%:1.8,MEF 50%:1.0,MEF 25%:0.5,MMF:0.9;MPAP测定:13.24mmHg。又服药20余天即予出院,改用本方制成的颗粒剂每次1包(10g),日服3次,以资巩固。

验方来源 史锁芳,孙益平,曹阳,等.清源化痰方治疗慢性阻塞性肺疾病33例.江苏中医,1998,19(12):18~19

临证阐释 COPD患者病理多属虚实夹杂。急性发作期标实多与感染有关,而感染多相当于中医之痰热,故本病发作时多可见到咯吐黄痰或白黏痰、口干口苦、舌苔黄腻等,所以,应用清热化痰方药治疗具有较强的针对性。由于肺与大肠在生理、病理上有着密切的关系,故COPD急性发作时,在痰热胶黏致肺气郁闭的同时,亦可出现腹胀、便结等肠腑不通的表现。此时,若在清热宣肺、化痰平喘的同时,伍用通腑之品,使大肠通达,往往可使在肺之痰热随之而泻,壅遏之肺气亦随之可平。采用古方"竹沥达痰丸"(《古今医鉴》)(礞石滚痰丸合六君加姜汁、竹沥)适当化裁组成"清源化痰方",旨将通腑与健脾两法合用,共同配入宣肺平喘方中,既取礞石滚痰丸通腑降气坠痰、泻肺热于大肠,又用六君健脾助运,以堵生痰之源。加麻黄、杏仁以增宣肺平喘之力,且与大黄共成升降之势,有利于恢复肺之肃降之职。药理研究证实:大黄中的大黄素、芦荟大黄素和大黄酸具有抗菌消炎、解痉止咳作用,研究还发现大黄具有显著提高机体细胞免疫、促进淋巴细胞增殖及抗脂质过氧化(SOD)、清除超氧自由基(LPO)和促使各种肠源性有毒物质排泄等作用,以促进机体新陈代谢,改善微循环,从而保护肺脏等重要器官的生理活动,起到"通腑护脏"的作用;加川芎意在加强行气活血之功,且有报道川芎与益气药同用,不仅能改善异常的血液流变学指标及降低血小板积聚功能,而且还能降低肺楔压、肺动脉收缩压及有明显的平喘和舒张支气管平滑肌和防治弹性蛋白酶所致肺气肿的作用。全方虚实兼顾,共奏健脾化痰、清肺平喘之功。

10. 肺肾咳喘方

药物组成 麻黄4g,杏仁9g,甘草3g,法半夏9g,陈皮6g,茯苓10g,当归9g,熟地12g。

加减运用 如咳喘喉中有痰鸣如水鸡声者,可加射干6g;如痰稀而黏,可加干姜、五味子各2g(同杵);如新感之邪渐从热化,咽部干痒不利,加鱼腥草15g,甚者可加生石膏15~20g。

用药方法 每日1剂,分早晚煎服。

适应病证 肺肾不足又兼有痰湿壅阻气道,而其发作又每与感受新邪有关。

病案举例 陈某,男,62岁,退休职工。1985年12月12日初诊。自诉:咳逆气喘,入冬尤甚,常为感寒或饮冷而诱发。经多次透视及摄片,诊断为慢性支气管炎伴有肺气肿。病已10余年,近1月来,由于天气骤冷,咳喘又发,咯白色黏痰,中夹泡沫,或带有咸味,动辄喘甚,夜间不能平卧,形寒,精神欠振,食纳减少,咽部不利,胸脘痞闷,苔薄白而腻,舌质淡红,边有齿痕,脉弦而滑。以往曾用止咳平喘化痰之剂,如小青龙汤、定喘汤、三子养亲汤等,有时亦能取一时之效,但不久则又发。辨证:证系肺肾两虚而痰湿内盛,前受外感之邪尚未尽去。治法:宣肺止咳,补肾纳气,燥湿化痰,以标本兼治。用肺肾咳喘方。处方:麻黄4g,杏仁9g,甘草3g,法半夏9g,陈皮6g,茯苓10g,当归9g,熟地12g。每日1剂,分早晚煎服。

1周后,咳喘之势大减,痰量明显减少。继用药2个月,咳喘一直未有大作,较以前历年的咳喘之势大为减弱。以后每入冬令,辄取此方服二三十剂,咳喘虽间时仍作,但病情极为轻微,持续时间亦短,至今已近十年,疗效较稳定。

验方来源 杨进,孟静仪,马健,等.中国百年百名中医临床家丛书——孟澍江.北京:中国中医药出版社,2001:18~19

临证阐释 孟教授认为慢性支气管炎、肺气肿属中医咳喘病范围。

本病多为肺肾不足又兼有痰湿壅阻气道,而其发作又每与感受新邪有关。古人对本病的治疗有"平时治肾,发时治肺"之说,但本病在发作之时及平时所治均须肺、肾并调,只是侧重点有所不同而已。

本方为孟教授据张景岳金水六君煎合三拗汤化裁而来。方中半夏、陈皮理气化痰,使气顺则痰降;痰由湿生,湿去则痰自消,故用茯苓健脾利湿;益以甘草和中补土,使脾健而湿化痰消;用麻黄、杏仁以宣肺止咳,且麻黄又有开肺疏表定喘之功;方中配用当归以和血,熟地以补肾纳气而定喘。在临床上本类病例舌苔多腻或水滑,显系痰湿内盛,一般医者据此而每认为不能投用当归、熟地之类滋腻补益之品。其实,归、地与二陈配合后,并无滋腻阻滞气机之弊,二陈得归、地,则无过燥劫津之虞。特别是熟地与麻黄相配,一补一泻,一收一宣,甚得配伍之妙,堪称是治疗慢性咳喘病的典范药对。本方在临床上治疗肺肾两虚的慢性咳喘患者甚多,效果甚佳,而未有留邪助痰或温燥伤正之副作用。

11. 加味人参蛤蚧散

药物组成 全蛤蚧1对(酥炙)、红参、川贝母、炒知母、桑白皮、桔梗、前胡、款冬花、苦杏仁、粉甘草、白茯苓、广陈皮、党参、北条参各60g,姜半夏30g。

用药方法 上药除蛤蚧酥炙令枯外,余药共炒焦,合研极细末。发病时,每次服3g,每日服3次,开水送下。不发病时,每次服1.5g,每日饭前服2次,症状控制后,可停药观察。

适应病证 肺肾俱虚喘证,经常咳嗽,痰多色白,或稀或稠,动则呼吸促迫,步行或轻微劳动,亦气短不续,吸短呼长,甚则张口抬肩,面紫汗出,胸部膨大,显著向前突出,脉象滑数,舌红苔白而滑。

病案举例 阮某,男,58岁。初诊:1972年9月26日。主诉:患哮喘20余年。

现病史:患者于1950年患咳嗽,继生哮证,逐年加重,近年来,病更沉重,经常因感冒而咳嗽、气促,动则喘甚,外出散步也不能成行。1月前,因感冒诱发,遂入某医院住院治疗,诊断为:①喘息型慢性支气管炎;②肺气肿;③肺弥散功能障碍。现患者咳逆倚息不得平卧,呼吸急促,吸短呼长,张口抬肩,语声低弱,说一句话须停歇数次方能讲完,起坐均要人扶持,咳嗽痰多,色白质黏,汗出肢冷,脑转耳鸣,腰膝酸软。

检查:精神萎颓,面色暗紫,胸廓膨大,显著前突;舌暗淡体胖嫩苔白薄;诊脉缓细而弱,寸略浮,尺部空乏。

分析:久哮及肾,下元亏损,肺肾俱虚,肾不纳气,而生上症。

中医诊断:肺肾俱虚喘证。

治则:补肺滋肾,益气生精,止咳定喘。

方药:见上。

二诊:1972年12月28日。服上药3个月后,咳喘基本治愈,已能平卧,呼吸均匀,行止坐卧再不需他人扶持,能自行缓慢活动。除动急仍有气促外,余无不适。脉缓弱,舌暗淡,苔薄白。仍宗上方再服。

三诊:1973年11月2日。又服上方10个月,咳喘已平,呼吸、行走均如常人,饮食二便均可。现动急,喘亦轻。脉和缓偏弦,舌红苔薄白。仍按前方断续服用,以保无虞。

验方来源 俞良栎. 中国百年百名中医临床家丛书——张梦侬. 北京:中国中医药出版社,2001

临证阐释 咳喘日久,下元空虚,因膻中为气之海,而肺主出气,命门为元气之根,而肾主纳气。今肾气大虚不能摄纳真气,故短气不足以息,古人称为肾喘。病人气短不续,动则喘甚,多属肺肾俱虚所致,治当补肺滋肾,益气生精,止咳定喘。

人参蛤蚧散,药只八味,原用以治肺痿失音、咳唾脓血,今用以治肺气肿。因人参甘平,大补元气而治虚咳喘促;蛤蚧咸平(或云甘温),补肺润肾定喘;茯苓、甘草甘平益气,治烦满咳逆;贝母、知母苦辛性寒而清肺化痰;杏仁苦辛甘温治咳逆喘促;桑白皮甘辛而寒以治肺气喘满;更加党参以补阳气,条参以补阴液;半夏、陈皮以行气化痰;前胡、桔梗以利膈止咳;款冬花润肺化痰。本方以大补肺肾而培真元之气为主,定喘止咳、降气化痰为辅。

12. 温阳护卫汤

药物组成 生黄芪30g,防风15g,炒白术15g,仙茅10g,仙灵脾15g,炙甘草10g,桂枝10g,白芍10g,生姜10g,红枣6枚。

第九章 慢性阻塞性肺疾病

用药方法 每日1剂,水煎服。

适应病证 慢性阻塞性肺病及支气管哮喘。临床常见背冷怯寒、鼻头清冷、四肢不温、易自汗、易感冒、晨起流清涕等气阳虚弱的证候表现。

病案举例 杨某,男,53岁,2004年11月29日初诊。

确诊慢性阻塞性肺疾病已3年,常因感冒而引发急性加重,多次住院西医西药对症治疗,经治疗病情可暂时控制,但患者久病体虚,抵抗力差,每年感冒多达6~7次,每次感冒均引发急性加重,病家要求应用中医药持续治疗,以期改善体质,预防感冒,控制或减少反复发作。症见形瘦神疲,气短乏力,语音低弱,动辄气喘,平素怯寒肢冷,极易感冒,时有咳嗽咯痰,晨起胸部憋闷,气温升高则憋闷明显改善,平素纳差便溏,阳痿多年,早衰征象突现。面色无华,舌质暗红,舌苔白黄腻,脉虚细弦滑,以右关弦滑更显,两尺脉弱,右寸细滑。证属气阳虚弱,卫气不固,痰瘀伏肺。治拟补益气阳,固护卫气,杜绝生痰之源,以减少痰瘀阻塞。方用补元汤合温阳护卫汤加减调治。组方:生黄芪30g,西党参30g,炒白术15g,炙甘草10g,全当归10g,广陈皮10g,升麻10g,北柴胡10g,桂枝10g,白芍10g,生姜10g,红枣6枚,锁阳15g,补骨脂10g,防风15g,小牙皂6g,法半夏10g。7剂,每日1剂,水煎服。

二诊:患者服药后自觉舒适,虚能受补,尚有痰瘀伏肺,但进补后未见壅塞之象,可继续坚持补益扶正,以增强体质,提高抗邪能力,改善肺功能,阻断病势发展。7剂,每日1剂,水煎服。

三诊:患者自觉抗寒能力增强,咳嗽咯痰症状基本消失,右关弦滑程度显著减轻,标志脾虚生痰已初步遏制。原方加用桃仁10g,鬼箭羽15g,以散瘀通络。嘱守原方继服3个月以观后效。

四诊:观察4个月余,患者病情稳定,与同期相比有显著改观。中间曾感冒一次,但很轻微,未引发急性加重,疗效满意。患者仍继续坚持服中药。

验方来源 洪广祥. 中国现代百名中医临床家丛书——洪广祥. 中国中医药出版社,2007:103~104

临证阐释 慢性阻塞性肺疾病的稳定期,患者表现为气阳虚弱、卫气不固、痰瘀伏肺等证。本方体现了笔者提出的"气阳虚弱为内因"、

"痰瘀伏肺为夙根"的学术观点,故其治疗重在补益阳气,固护卫气,涤痰行瘀。患者通过近5个月的持续服药,有效地增强了体力,提高了御邪能力,控制了反复感冒,遏制了急性加重的发作,从而积极地保护了肺功能,阻断了病情发展,使患者生活质量有显著改善。

(苗 青 曹 雪)

第十章 慢性肺源性心脏病

慢性肺源性心脏病(chronic pulmonary heart disease)是指由肺组织、胸廓或肺血管的慢性病变引起的肺循环阻力增高、肺动脉高压、进而使右心肥厚、扩大,甚至发生右心衰竭的心脏病。临床上以反复咳喘、咯痰、水肿、发绀等为主要特点。根据起病缓急和病程长短,可分为急性期和缓解期。根据其临床表现归属于中医的肺胀、咳喘等范畴。其主要病机为肺气不宣,心血瘀阻,病久传脾,酿湿生痰,累及于肾,水饮失制,水气凌心。

辨证论治

一、急性加重期

1. 外寒内饮,痰饮伏肺

患者多感寒而发,症见咳喘胸闷,痰多白稀,呈泡沫状,口干不欲饮,面色青暗,畏寒肢冷,全身酸楚,便溏,舌淡暗,苔白腻,脉浮紧。治宜温肺散寒,降逆涤痰。常用小青龙汤(《伤寒论》:麻黄、桂枝、芍药、甘草、干姜、细辛、半夏、五味子)合瓜蒌薤白汤(《金匮要略》:全瓜蒌、薤白、半夏、白酒)、射干麻黄汤(《金匮要略》:射干、炙麻黄、细辛、紫菀、款冬花、半夏、五味子、生姜、大枣)化裁。

2. 痰热蕴肺,肺热腑实

患者感受外邪病情加重,入院时多已表邪化热入里。临床表现为发热,咳嗽喘息,痰黄黏稠,不易咯出,胸闷气急,口干口苦,溲黄便秘,烦躁不安,舌红,苔黄或黄燥,舌生瘀斑,脉多滑数。治当以清热化痰,祛痰平喘,佐以通腑泻热。方用麻杏石甘汤加味(《伤寒论》:炙麻黄、杏仁、生石膏、炙甘草)。

3. 脾肾两虚,痰瘀互结

患者病久肺脾肾阳气衰微,气不化水,水邪泛滥,痰瘀互结。表现为颜面、下肢水肿,甚则一身尽肿,喘咳上气,动则加剧,脘痞,尿少,面唇发绀,舌质紫暗,苔白滑,脉沉细等。治当温肾健脾,化饮利水,佐以活血化瘀。方用真武汤(《伤寒论》:炮附子、白术、茯苓、芍药、生姜)、实脾饮(茯苓、白术、木瓜、木香、大腹皮、甘草、草果、炮附子、生姜、厚朴)、苓桂术甘汤(《伤寒论》:茯苓、桂枝、白术、甘草)加减。

4. 痰热内闭,热盛动风

由于痰迷心窍,蒙蔽神机,加之痰热内结,腑气不通,浊气上扰神明,而表现为神志昏蒙,谵妄,烦躁不安,嗜睡,或肢体抽搐,便秘,咳逆喘促,咯痰不爽,舌暗红苔黄浊,脉滑数。治当化痰开窍,通腑醒神。方用涤痰汤加减(《济生方》:制半夏、制南星、陈皮、枳实、茯苓、人参、石菖蒲、竹茹、甘草、生姜)。

二、缓解期

1. 气阴两虚,痰瘀阻络

气阴不足,气虚无以运血,阴虚则脉络不利,血行不畅,气血瘀滞。主要表现为气短乏力,多汗,心悸,失眠,咯痰不利,痰少而黏,食欲不佳,口干唇红,舌质暗红少津,无苔或花剥苔,脉多细数。治当益气养阴,活血通络。方用生脉散(《备急千金要方》:人参、麦冬、五味子)加味、沙参麦冬汤(《温病条辨》:沙参、麦冬、玉竹、桑叶、甘草、天花粉、生扁豆)、百合固金汤(《医方集解》:生熟地、麦冬、贝母、百合、当归、炒芍药、甘草、玄参、桔梗)等加味。

2. 肺肾虚衰,气逆不纳

年老久病体虚,肺肾虚衰,肺不主气,肾不纳气,气不运血,气虚血瘀。表现为胸满气短,动辄喘甚,气不得续,面青唇紫,反复浮肿,舌淡苔白滑,脉沉细涩。治当补肺纳肾,兼化痰瘀。方用平喘固本汤(《南京中医学院附院验方》:党参、五味子、冬虫夏草、胡桃肉、沉香、灵磁石、坎脐、苏子、款冬花、法半夏、橘红)加减。

3. 心肾阳虚证

症见腰膝酸软,少气懒言,自汗,心悸,畏寒,四肢欠温,倚息,形寒怕冷,颜面浮肿,胸闷,面色晦暗,口淡,动则喘甚,舌生瘀斑,沉脉,治宜温阳化饮,利水化瘀。方用真武汤(《伤寒论》:炮附子、白术、茯苓、芍药、生姜)和五苓散(《伤寒论》:桂枝、白术、茯苓、猪苓、泽泻)加减。

验方妙用

1. 麻杏二三汤

药物组成 麻黄10g,杏仁10g,陈皮10g,半夏10g,苏子10g,紫菀10g,降香10g。

加减运用 偏于血瘀者,兼见面唇、爪甲、舌质紫暗,加桃仁10g,丹参10g,葶苈子10g;痰浊为主者,兼见喘咳短气,痰多色白黏腻,舌苔浊腻,脉小滑数,加三子养亲汤;痰热明显者,兼见喘急胸满气粗,痰质黏稠,色黄或白,心烦口渴,身热微寒,有汗不多,苔黄质红,脉滑数,佐以清热化痰,加冬瓜子15g,大贝母10g,瓜蒌皮15g,海浮石30g,生石膏30g;以寒痰为甚者,兼见喘咳胸闷,痰多黏白泡沫,恶寒发热,无汗,舌苔白腻或白浊,脉浮紧,加干姜10g,细辛3g;肢体浮肿明显者,兼见面浮,肢体浮肿,脘痞腹满,尿少不利,甚则饮停胸胁,上迫肺气而喘急咳逆,加苏木10g,泽兰10g,泽泻10g,北五加皮5g。

用药方法 水煎服,日1剂,早晚温服。

适应病证 慢性肺源性心脏病急性发作期。症见:咳嗽喘促,痰多质黏稠,色或黄或白,咯痰不爽,胸部膨满,大便秘,小便色黄。

验方来源 顾峰.朱佳辨治肺心病经验介绍.云南中医中药杂志,2007,28(3):24

临证阐释 麻杏二三汤出自焦树德教授《用药心得十讲》,为麻杏石甘汤、二陈汤、三子养亲汤的合方,主治脾失健运、痰饮阻肺的顽固性咳喘。朱佳教授在此基础上作了进一步加减。麻黄辛散苦泄,可外开皮毛之郁闭,以使肺气宣畅,内降上逆之气,以复肺司肃降之常,故善平喘,合杏仁善治风寒外束、肺气壅遏的咳喘实证。陈皮、半夏燥湿化痰、温化寒痰,二者相须为用,为治痰之要药。苏子主降肺气,化痰涎,气降痰消则咳喘自平。紫菀长于润肺下气,开肺郁,化痰浊而止咳。降香辛温芳香,其性主降。苏子、紫菀、降香三者为伍,则降气止咳之力更甚。

2. 益肺纳肾汤

药物组成 黄芪24g,丹参20g,补骨脂12g,熟地12g,茯苓12g,沉香6g。

加减运用 痰多加橘红12g、地龙12g、浙贝母12g;水肿严重加车前子15g、薏苡仁15g;紫绀严重加川芎10g、当归12g;兼有阴虚加生地10g、麦冬15g;兼有便溏、胃脘不舒加白术15g、陈皮10g;兼有胸闷加杏仁12g、瓜蒌18g;气虚甚者加人参9g。

用药方法 水煎服,日1剂,早晚温服。

适应病证 慢性肺源性心脏病急性发作期证属肺肾两虚、痰瘀互阻者。症见:呼吸浅促,喘咳上气,动辄加剧,颜面、下肢水肿,甚则一身尽肿,尿少,面唇发绀,舌质紫暗,苔白滑,脉沉细。

病案举例 李某,男,65岁,退休工人。2006年10月10日初诊。主诉:胸闷心慌,下肢浮肿1个月,呼吸困难1周。查体:T36.7℃,P120次/分,R25次/分,P150/100mmHg,神清,精神差,发育正常,口唇紫绀,半卧体位。桶状胸,呼吸急促,双肺叩诊过清音,听诊双肺呼吸音粗,偶可闻及喘鸣,双肺底可闻及湿啰音。心前区无隆起,心率120/分,心律齐,心音钝,心音较遥远,心脏各瓣膜听诊区未闻及病理性杂音。心电图示:窦性心律,心率120次/分,心电轴为+80°,ST-T异常改变。西医诊断:①肺源性心脏病急性发作——心功能Ⅲ级;②慢性阻塞性肺气肿。给予抗感染、舒张支气管、强心利尿等治疗,效果不明显,遂要求中医治疗。刻下症:患者精神疲惫,呼吸浅短,倚息不能平卧,动则为甚,下肢浮肿,咳嗽咯少量白痰,舌淡紫,苔薄腻,脉虚数。中医辨证:肺肾气虚、水瘀互阻。治则益肺纳肾化瘀利水,方选益肺纳肾汤加味。处方:黄芪24g,补骨脂12g,当归12g,茯苓12g,车前子12g,益母草12g,杜仲10g,杏仁10g,白术10g,神曲10g,沉香6g。3剂。水煎服,日服1剂,早晚分服。服后精神好转。为加强益肺纳肾之力,加人参9g,再服5剂,症状明显好转,睡眠尚能平卧,下肢浮肿减轻,加减出入服20余剂,病情稳定,且能做一般家务。

验方来源 王果平,张秀丽,王建娜. 益肺纳肾汤治疗慢性肺心病20例. 四川中医,2007,25(5):62

临证阐释 黄芪归脾肺经,善益肺气;沉香"有降气之功,无破气之害",既能温肾纳气,又能降气平喘,与补骨脂、熟地相伍,用治肾不纳气之虚喘证;茯苓善渗泄水湿,使湿无所聚,痰无由生,为利水消肿之要药;丹参"虽有参名,但补血之力不做,活血之力有余,为调理血分之要药",功善通行血脉,祛瘀活血。上六味相合,则共奏益肺纳气、化痰祛瘀之功。

3. 固本汤

药物组成 生黄芪 15g,炒党参 12g,北沙参 12g,天麦冬各 12g,北五味 10g,广地龙 10g,桃仁 10g,紫丹参 15g,上肉桂 3g。

加减运用 气虚严重者黄芪改为 30g,并加炒白术 10g、防风 10g;咳嗽加半夏 10g、紫菀 10g、款冬花 10g;干咳无痰加焙百部 10g、蒸百合 10g;咳痰不爽加白杏仁 10g、贝母 10g;气喘加炙麻黄 6g、炒苏子 10g、沉香 3g;痰中带血加白及 10g、侧柏叶 10g;低热加地骨皮 10g、青蒿 10g、鳖甲 12g;腹胀满加厚朴 10g、沉香 3g、莱菔子 10g;胸腔积液加白芥子 10g、葶苈子 10g;气滞血瘀明显加红花 10g、当归 10g、川芎 10g;便秘加制大黄 10g、火麻仁 10g、枳壳 10g。服药 15 天至 6 个月(包括出院后继续服药者)。

用药方法 每日 1 剂,分 2 次煎服。

适应病证 慢性肺源性心脏病证属气阴两虚、气滞血瘀者。症见:气短乏力,多汗,心悸,失眠,咯痰不利,痰少而黏,食欲不佳,口干唇红,舌质暗红少津、无苔或花剥苔,脉多细数。

病案举例 曾某,男,86 岁,2005 年 4 月 20 日就诊。患者咳喘反复发作 10 余年,再发 1 个月,加重 1 周入院。入院时咳嗽咳痰不爽,气急不能平卧,胸闷心悸阵作,伴口干、乏力、便秘。体检:口唇紫绀,颈静脉充盈,桶状胸,双下肺可闻及干湿啰音,舌苔光净,舌质中裂色暗,脉细数。胸片:两肺慢支伴两下肺感染,肺气肿,右上肺陈旧性结核。心电图:(1)窦性心动过速,心率 107 次/分;(2)正常心电轴;(3)频发房性早搏,部分成对;(4)短串房性心动过速;(5)肺型 P 波。入院诊断:慢性支气管炎急性发作期,慢性阻塞性肺气肿,慢性肺源性心脏病。给予吸氧,西药抗炎、解痉平喘。中药以基本方为主,加白杏仁 10g,炒苏子 10g,炒枳壳 10g,火麻仁 10g,制大黄 10g。每日 1 剂,分 2 次煎服,5 天后,咳嗽气急减轻,胸闷心悸有发作,大便通,原方去制大黄,加川芎10g。继服5剂,症状明显好转,停用西药,继续中药治疗1周,咳嗽咳痰、胸闷心悸消除,活动后略感气急,双下肺干湿啰音消失,胸片示两下肺感染灶消失,患者病情稳定,心电图示明显好转而出院。继续服中药近3月,患者病情稳定,精神较好,至今无咳喘发作。

验方来源 高宪虹,刘军.益气养阴、活血化瘀法在慢性肺心病中皆应用.实用中西医结合临床,2007,7(2):1

临证阐释 方中黄芪扶正固本,补肺气,益卫固表;党参补气生津,协同黄芪补益肺气;沙参、天冬、麦冬润肺养阴;五味子上敛肺气、下滋肾阴,又可止咳平喘;广地龙清热平喘通络;桃仁、丹参活血化瘀;上肉桂温运阳气,鼓舞气血生长,并可引火归元。诸药合用具有益气养阴、活血化瘀的功效。同时根据临床症状不同,随症加减,以收扶正祛邪之效。

4. 参芪逐瘀汤

药物组成 红参10g,黄芪20g,生地20g,柴胡15g,桃仁15g,红花10g,当归20g,枳壳15g,赤芍20g,川芎15g,桔梗15g,怀牛膝20g。

加减运用 颜面、下肢浮肿者,加茯苓30g,葶苈子20g;咳嗽,痰多者,加陈皮10g,半夏10g,鱼腥草20~30g;干咳,痰不易出,可加紫菀10g,款冬花10g;纳差,加焦山楂15g,鸡内金15g。

用药方法 水煎,日一剂,早晚温服。

适应病证 慢性肺源性心脏病证属气虚血瘀者。症见:胸闷气短,咳喘不得卧,口唇、颜面、爪甲紫绀,舌质紫暗而有瘀斑,脉沉涩无力。

病案举例 刘某,男,68岁。2006年1月16日初诊,反复咳嗽咳痰13年,长期吸烟,每年季节变换时则加重,逐年迁延发作,病情持续加重,5年前开始有气喘,活动后加重,运动耐量逐渐减低,曾在多家医院住院治疗,诊断为慢性支气管炎、慢性阻塞性肺气肿、慢性肺源性心脏病、呼吸衰竭、心力衰竭,10天前因外感风寒而复发。咳嗽咯痰明显加重,痰色黄,而质地黏稠,难以咯出,口干,尿少,下肢渐肿,气喘不得平卧,伴胸闷,心悸,气短,食欲不振,大便秘结,3~5日一行,来院就诊。查体:体温36.8℃,血压128/80mmHg,神志清醒,身体消瘦,端坐位,口唇、颜面、爪甲明显紫绀,球结膜水肿,颈静脉怒张,肝颈静脉反流

征(+),桶状胸,肋间隙增宽,听诊双肺有大量干湿啰音,剑突下心脏搏动明显,心率110次/分,律齐,心尖内侧可闻及3/6级收缩期杂音,肝脏右肋下三指,质地硬,轻压痛,肠鸣音减弱,双下肢膝以下浮肿明显,按之没指。舌质紫暗而有瘀斑,舌苔白厚腻,脉沉涩无力。24小时尿量约600ml。心脏彩超示:右房室增大,肺动脉压增高。建议其住院治疗,但病人及家属因经济困难,且临近春节,不愿住院。诊为肺胀,辨证为气虚血瘀,痰热郁肺。心肺气虚为本,血瘀痰浊为标,本虚标实。治法:益气活血,化痰止咳平喘。拟方:党参30g,黄芪30g,生地20g,柴胡15g,桃仁15g,红花10g,当归20g,枳壳15g,赤芍20g,川芎15g,桔梗15g,怀牛膝20g,鱼腥草20g,黄芩15g,浙贝母15g,丹参20g,杏仁10g,火麻仁15g,制大黄6g。6剂,水煎,日1剂,早晚温服。二诊:6剂服完,病人自觉咳嗽、咳痰减少,痰易咳出,呼吸较前平顺,夜间可以平卧休息,口唇、颜面、爪甲紫绀减轻,咳嗽、咳痰有所减轻。听诊:双肺干湿啰音较前减少,大便稍硬,2~3日一行,仍尿少,24小时约900ml,双下肢水肿消退不明显,舌质紫暗有瘀斑,苔白,脉沉涩无力。处方:上方去火麻仁,加茯苓30g,葶苈子20g,10剂,水煎,日1剂,早晚温服。三诊:浮肿明显减轻,咳嗽、咳痰清稀,可平卧,尿量增加,1300ml/24h,大便排出状态进一步改善,每日一行,体力有所增加,可床边活动。听诊双肺有少量湿性啰音,心率90次/分,舌脉同前,惟食欲欠佳,于二诊处方中加入焦山楂15g,鸡内金15g。四诊:又服药10剂,浮肿完全消失,偶有咳嗽、咳痰,体力明显增加,听诊两下肺少许湿啰音,诸症基本好转,活动后仍觉气短乏力,舌质暗,有瘀斑,苔白,脉沉涩。仍宗益气活血之意,拟四君子汤合桃红四物汤加黄芪、杏仁、白芥子,继服20剂,嘱其慎起居,避风寒,避免过劳,随访半年,病情稳定。

验方来源 何新兵.李锡光运用益气活血法治疗肺心病经验.辽宁中医药大学学报,2007,9(1):86

临证阐释 红参大补元气,补脾益气,治肺气亏虚之呼吸气短,行动乏力,脉虚自汗,效专力宏,每剂10~20g,另煎,如无红参,可以3倍党参代之。黄芪补气升阳,益卫固表,利水退肿,为补脾肺之要药,且有升举阳气的作用,每剂20~40g,参、芪相须为用,可增强补气功效。方中桃仁、红花、当归、川芎、赤芍、生地活血祛瘀,生地配合当归凉血清

热,养阴润燥,使瘀去而不伤阴血;配桔梗开宣肺气,载药上行胸中,使药至病所;枳壳行气消瘀,与桔梗一升一降,调畅气机使气行则血行。诸药相伍,活血而不破血,养血而不滞血,气血并治,升降适度,方剂配伍恰合肺心病气虚血瘀证的特点。

5. 肃肺汤

药物组成 桑白皮25g,葶苈子15g,炙麻黄8g,瓜蒌15g,法半夏15g,浙贝母15g,陈皮12g,桃仁15g,冬瓜仁30g,鱼腥草20g,地骨皮15g。

加减运用 痰多,加胆南星15g,天竺黄12g,苏子15g;寒甚则仿仲景小青龙之意,加细辛15g,干姜3g;大便秘结者,加制大黄6g,莱菔子15g,枳实20g;脾虚食少则加四君子汤;老痰血瘀,加丹参20g,红花10g,海浮石10g;症见肺气虚衰则合补肺汤;肾虚较显著者则合金匮肾气丸加减。

用药方法 水煎,每日1剂,早晚温服。

适应病证 慢性肺源性心脏病痰瘀内阻者。症见:颜面、下肢水肿,甚则一身尽肿,喘咳上气,动则加剧,脘痞,尿少,面唇发绀,舌质紫暗,苔白滑,脉沉细等。

病案举例 徐某,男,80岁,主因反复咳喘20年,再发加重1周来诊。症见咳喘气涌,胸部胀痛,痰多黏稠色黄绿,咯吐不利,大便秘结,舌质紫暗,苔黄厚腻,脉滑数。经抗生素治疗症状缓解不明显,予肃肺汤加制大黄6g,莱菔子15g,枳实20g,丹参20g,海浮石10g,红花10g。连服4剂喘咳渐止,迭经治疗,后以肃肺汤合四君子汤治疗收功。其病情稳定8年余,发作次数减少。

验方来源 彭仲杰,陈艳林.胡有仁治疗慢性肺源性心脏病经验.河北中医,2000,22(8):593

临证阐释 胡有仁认为肺心病可分为三期:一期邪气初入,病在肺,以实证为主;二期病邪入里,当据兼症施治;三期病变后期,正虚邪恋,当施以攻补兼施之剂,俾使邪祛而正不伤。胡有仁尚重视将活血化瘀贯穿治疗始终,他认为肺朝百脉,助心主治节。肺失宣肃,心血运行不利,则必然导致血脉瘀阻,故不论早、中、晚期均应佐以活血化瘀。

6. 苓桂术甘汤加减

药物组成 茯苓30g,鱼腥草30g,了哥王30g,桂枝9g,白术9g,苏子9g,福寿草9g,桔梗9g,射干9g,代赭石12g。

用药方法 水煎服,每日1剂,早晚温服。

适应病证 慢性肺源性心脏病证属寒热错杂者。症见:咳喘,心悸,不能平卧,咳黄或白黏痰,浮肿,舌质紫暗,苔白,脉弦。

病案举例 史某某,女,65岁,农民,2004年8月5日初诊。咳喘20年,加重伴心悸,咳痰,不能平卧,下肢浮肿20天。查体:体温37.2℃,血压16/10.1kPa。端坐呼吸,口唇发绀,下肢浮肿,颈静脉怒张,两肺满布湿啰音,语颤增强,肝大肋下2cm,心界无明显扩大,心律齐,心率98次/分,三尖瓣听诊区可闻及收缩期杂音,杵状指,双下肢凹陷性水肿。舌质暗,苔白腻,脉沉滑。查血常规:WBC $11.3×10^9$/L,N 0.71,L 0.24。西医诊断:慢性支气管炎,肺气肿,肺心病,心衰Ⅱ度。患者为老年女性,既往有慢性支气管炎病史20余年。素体脾肾亏虚,正气不足,复感外邪。本次发病后虽曾应用大量抗生素及清热化痰药,但未顾及正虚一面,故无显效。目前辨证属正虚邪实、寒热错杂之证。治宜清热化痰,温阳利水,益气活血。药用:茯苓、鱼腥草、了哥王各30g,桂枝、桔梗、当归、福寿草各9g,白术12g,丹参、黄芪各15g。水煎服,每日1剂。

二诊:服上方7剂后,咳喘明显减轻,可半卧位,体温正常,但仍心悸,咳黏痰,两肺仍有湿啰音,大便不爽。上方加葶苈子15g,代赭石12g,杏仁、熟军各9g。

三诊:又服14剂后,咳喘平,能平卧,心悸、水肿减轻,但神疲乏力,动则气短而喘,纳呆,舌淡,苔白,脉沉缓。证属缓解期脾肾气虚型。治以健脾补肾、益气活血为法。药用:党参、黄芪、丹参各15g,茯苓10g,白术12g,陈皮、五味子、补骨脂、红花、当归各9g,炙甘草6g。服上方14剂后,病告痊愈。

验方来源 袁曙光,王威.张秋才治疗慢性肺源性心脏病经验举隅.山西中医,2005,21(5):9～10

临证阐释 张秋才教授认为慢性肺心病主要为老年患者,由于长期的咳喘,肺失宣降,痰阻气闭,日久则肺肾气虚,气虚则血行不畅,心血瘀阻发为本病。其病在肺，关乎心，制在脾，本在肾。其病机要点为本虚标实，临证时既要清热宣肺，化痰利湿，理气活血，又要注意补肺益肾，健脾养心。一般在急性期以祛邪为主，兼以扶正，缓解期以扶正为主，兼以祛邪。但根据气病及血、肺病及心的原理，无论何期，活血化瘀、宣降肺气是贯穿始终的，无论何型，加入活血化瘀药均可增强其疗效。另外在痰浊较盛时则应注意健脾化痰，痰浊闭窍时则应化痰开窍。由于肺心病在心肺功能衰竭时可出现肺水肿，下肢水肿，故宣肺利水必不可少，张秋才教授尤其善用葶苈子降肺利水，较少肺血容量，降低肺动脉压，减轻心脏负荷。

7. 周仲瑛经验方

药物组成 炙麻黄5g，制附片6g，淡干姜5g，葶苈子15g，苏木10g，炒苏子10g，木防己12g，生黄芪20g，桃仁10g，五加皮10g，党参35g，泽兰10g，泽泻15g。

用药方法 水煎服，每日1剂，分2～3次服用。

适应病证 慢性肺源性心脏病证属肺肾阳虚，痰瘀阻痹。症见：胸满气短，动则喘甚，气不得续，面青唇紫，反复浮肿，舌淡苔白滑脉沉细涩。

病案举例 张某，男，86岁，退休工人。患者反复咳嗽、咯痰、气喘30余年，加重1个月来门诊求治。曾在上海某医院诊断为"慢性支气管炎、肺心病"，经中西医多种药物治疗仍难阻止病情发展。本次因天寒受凉感冒而诱发咳嗽、气喘、胸闷加重，入住当地医院诊断为"慢性支气管炎合并感染，慢性肺源性心脏病合并心衰Ⅱ°，呼吸衰竭Ⅱ型"，给予抗感染、吸氧、强心、利尿等对症处理，呼吸衰竭得以改善，但慢性肺源性心脏病合并心衰Ⅱ°的治疗效果不甚满意，转求中医治疗。刻诊：喘咳不能平卧，痰多不能咯出，胸闷气憋，呼吸困难，精神萎顿，语声低微，怕冷无汗，大便偏干，尿少色黄。体检：体温36.8℃，呼吸25次/分，脉搏103次/分，血压14.9/9.33kPa，面色青紫，唇甲紫黑，颈静脉怒张，胸廓呈桶状，双肺满布湿性啰音，手指呈杵状，双下肢浮肿，按之凹陷如泥，舌苔中部黄腻，舌质紫暗，舌下青筋显露，脉细滑无力。血常规：WBC 6.8×10^9/L。动脉血气分析：PO_2 29.8kPa，PCO_2 37.2kPa。中医辨证：痰瘀阻肺，气不化水，水饮凌心，肺心同病；治以温阳化饮，涤痰祛瘀,益气活血。处方:蜜炙麻黄5g,制附片6g,淡干姜5g,葶苈子15g,苏木10g,炒苏子10g,木防己12g,生黄芪20g,桃仁10g,五加皮10g,潞党参15g,泽兰10g,泽泻15g,万年青叶1片,绿茶一小撮。病重投药,不宜日久,暂予3剂,每日1剂,分2~3次煎服。另嘱注意病情变化,必要时住院治疗。服药3日后复诊,症状明显好转,精神状态改善,面色、口唇、爪甲紫绀减轻,语声稍有力,尿量增多(1500ml/日),但仍咳嗽少痰,胸闷气急,畏寒怕冷,大便日行2次,质软,两肺湿啰音较前局限,双下肢踝部轻度浮肿,舌苔中浮黄薄腻,舌质紫黑转为暗红,脉细。药已中的,效不更法,继守原意。原方改熟附子片10g,木防己15g,生黄芪25g,加石菖蒲10g,法夏10g,以增强全方化痰作用,继服10剂,症状改善显著,面部紫黑转黄,口唇爪甲紫绀消退,稍有胸闷,喘息不著,食纳知味,大便日一行,小便量多。体检:肺部闻及散在细小水泡音,余无特殊,舌苔薄腻,舌质紫,脉细。血WBC $4.8\times 10^9/L$。动脉血气分析:PO_2 31.6KPa,PCO_2 34.2KPa。因药证相合,故收效甚佳,然此病由来已久,未易速效,还当治守原法,随症调整方药,继续服用。

验方来源 刘菊妍,顾勤.周仲瑛教授辨治急难症验案二则.中国中医急症,1998,7(5):224~225

临证阐释 阳虚气弱、痰瘀阻肺是肺心病的主要病理基础,急性发作期以肺肾阳虚为本,痰瘀阻肺、水气凌心、心脉瘀阻为标。因此,治疗当以温阳化饮、涤痰化瘀、益气活血为基本大法。方中麻黄一药,既取其发太阳之汗,以解其在表之寒邪,更重要的在于与温少阴之里寒、补命门之真阳之附子相配以发越凝寒,通达阳气,改善患者"缺氧"状态;苏木、桃仁、泽兰、五加皮、木防己、泽泻活血化瘀,利水消肿;苏子、葶苈子降气涤痰平喘;党参、黄芪配苏木等益气活血,利水消肿。现代药理证明方中麻黄、附子、泽兰、苏木、五加皮、党参、黄芪均有不同程度地增加心肌收缩力、强心利尿、抗缺氧等作用。

8. 洪广祥经验方

药物组成 小牙皂6g,法半夏10g,生姜10g,葶苈子30g,牡荆子15g,海浮石20g,青皮15g,陈皮15g,生大黄10g,黄芩10g,桃仁10g,礞石20g。

用药方法 水煎服,每日1剂,分2~3次服用。

呼吸系统疾病
验方妙用

适应病证 肺心病、慢性阻塞性肺病。咳嗽，咯痰不畅，痰黏稠如胶，胸部憋闷，喉间吼鸣，倚息不能平卧，动辄加重，大便不畅，口干口黏，脘腹饱胀，汗出烦热，舌质红暗，舌苔白黄厚腻，脉弦滑数。

病案举例 谭某，男，58岁，2001年2月28日初诊。患者反复咳嗽咯痰16年，动辄气喘5年。每年冬季因病情较重常需入院接受治疗。由于反复发作，病情逐渐加重，近又犯病多日，西药治疗效果不显，遂要求中医治疗。症见咳嗽频作，咯痰不畅，痰黏稠如胶，胸部憋闷，喉间吼鸣，倚息不能平卧，动则气喘加重，痰出后咳嗽及喘憋均减轻，大便不畅，口干口黏，脘腹饱胀，汗出烦热，舌质红暗，舌苔白黄厚腻，脉弦滑近数，重按无力，右关弦滑特甚，口唇暗紫。辨证为痰浊壅肺，气壅血瘀；治以涤痰除壅，利气平喘；方药以皂荚丸、蠲哮汤经验方、千缗汤加减。药用：小牙皂6g，法半夏10g，生姜10g，葶苈子30g，牡荆子15g，浮石20g，小青皮15g，陈皮15g，生大黄10g，黄芩10g，桃仁10g，礞石20g，7剂，每日1剂，水煎服。

二诊：服药后咯出大量浊痰，大便通畅，咳喘憋闷症状显著改善，烦热汗出已除，能平卧入睡。原方再加桔梗30g以加大排痰力度。7剂，水煎服。

三诊：患者痰浊壅肺证候已趋缓解，惟动则气喘仍见明显，略有咳嗽咯痰，体倦乏力，气短难续，脘腹饱胀，胃纳差，怯寒肢冷，面色无华，唇暗舌暗，苔微腻，脉虚弦滑，右关弦滑明显，右寸细滑。此乃气阳亏虚，痰瘀伏肺，脾虚失运。方用补元汤经验方合苓桂术甘汤、香砂六君子汤调理。药用：生黄芪30g，党参30g，白术15g，炙甘草10g，全当归10g，陈皮15g，升麻10g，胡芦巴10g，补骨脂15g，桂枝10g，茯苓30g，木香10g，砂仁6g，法半夏10g，川芎10g，7剂，每日1剂，水煎服。

四诊：服药后阳虚气弱证候改善，脾虚失运之证显著减轻，继续进原方加减调理，以稳定病情，阻断发展。

验方来源 佘靖．中国现代百名中医临床家丛书（"十一五"国家重点图书）——洪广祥．中国中医药出版社，2007：41

临证阐释 《金匮要略》云："咳逆上气，时时吐浊，但坐不得眠，皂荚丸主之。"临床应用应定位在"浊"痰这个关键症状上，"浊"痰是引起"咳逆上气"的主要矛盾。故仲景选用宣壅导滞、利窍涤痰、药力峻猛的

皂荚为主药。《经方实验录》也强调指出:"夫甘遂之破水饮,葶苈之泻肺胀,与皂荚之消胶痰,可称鼎足而三。惟近人不察,恒视若鸩毒,弃良药而不用,伊谁之过矣?"再次肯定皂荚清涤胶痰的重要作用。皂荚始载于《本经》,为豆科植物皂荚的果实或不育果实,前者称皂荚,后者称猪牙皂,以肥厚、色紫褐为佳。该药味辛、咸,性温,有毒,能开壅塞之肺气,软化稠厚之顽痰,用于顽痰壅塞、喘咳气急之症,尤其对咳喘痰多、胸闷气急、难以平卧之肺实证有很好的效果。临床汤剂用药量以 6g 为宜。千缗汤由皂荚、半夏、甘草、生姜组成,为《妇人良方》所载。该方是从《金匮》皂荚丸方演化而来,有继承创新之意,主治"痰喘不能卧"和"风痰壅盛喘急,日夜不得卧,人扶而坐者",方中"甘草能益脾,皂荚能去垢,半夏能破逆。曰千缗者,重其效也。"同时,生姜和甘草具有"解毒"、"和中"的作用,更能体现《金匮》皂荚丸方除痰而不伤正的特点。临床用于浊痰壅肺证有较好疗效。

蠲哮汤为洪广祥教授治疗咳喘经验方,由葶苈子、青皮、陈皮、牡荆子、生姜、大黄等药组成,重在泻肺除壅,利气平喘,符合《内经》"肺苦气上逆,急食苦以泻之",及洪教授提出的"治痰治瘀以治气为先"的组方思路。该方用于哮病及慢阻肺痰浊壅肺证有较好效果。本案中还加了海蛤壳、礞石软化痰栓,以加速顽痰化解。复诊时又在原方基础上重用桔梗 30g 以加大排痰力度,从而达到显著疗效。

(苗 青 罗淑芳)

第十一章 肺癌

肺癌起源于支气管黏膜或腺体，是目前世界上最常见的恶性肿瘤，占全部恶性肿瘤的 16%，其病因和发病机制与吸烟、大气污染、职业、饮食、遗传等因素有关。肺癌组织学可分为鳞状细胞癌、腺癌、小细胞癌、大细胞癌四个主要类型，常见的临床症状有咳嗽、咯血或痰中带血、胸痛、胸闷、气急等，治疗方法主要有手术、化疗、放疗及辅以免疫和中草药的综合治疗。

辨证论治

肺癌属中医"肺岩"、"肺积"、"息贲"等病范畴，其主要病机为正气虚损、邪毒痰湿。临床辨证论治常分为阴虚毒热、脾虚痰湿、气血瘀滞、气阴两虚、肺肾两虚 5 个证型。

1. 阴虚毒热

症见干咳少痰，或痰少而黏，或痰中带血，气短胸痛，心烦寐差，或低热，口干便干，或咽干声哑，舌红，苔少或薄黄，脉细数或沉细。治以养阴清热、解毒散结。常用养阴清肺汤合百合固金汤加减，由南北沙参、生地、天麦冬、炙鳖甲、百合、玄参、前胡、地骨皮、桃杏仁、浙贝、薏苡仁、全瓜蒌、半枝莲、白花蛇舌草、石见穿、山海螺、徐长卿组成。

2. 脾虚痰湿

症见咳嗽痰多，胸闷纳呆，便溏虚肿，神疲乏力，短气，腹胀，舌质淡胖，边有齿印，苔白腻，脉濡缓。治以健脾化痰、解毒清肺。常用四君子汤加味，由党参、苍白术、茯苓、薏苡仁、陈皮、生半夏、胆南星、前胡、桃杏仁、牙皂、猫抓草、半枝莲、白花蛇舌草、龙葵、炒麦芽组成。

3. 气血瘀滞

症见咳嗽不畅，气急胸闷，如锥如刺，便秘口干，痰血暗红，唇暗舌绛，舌有瘀斑，苔薄黄，脉弦或细涩。治以理气化滞、活血解毒。常用化痰导瘀汤，由枳壳、桔梗、降香、紫草、全瓜蒌、桃杏仁、远志、干蟾皮、石见穿、茜草根、鱼腥草、白花蛇舌草组成。

4. 气阴两虚

症见咳嗽少痰，咳声低微，痰中带血，气促，神疲乏力，纳少短气，口干不多饮，舌质红，苔薄，脉细弱。治以益气养阴、化痰散结。常用生脉散加味，由党参、生黄芪、天麦冬、南北沙参、西洋参、五味子、百合、玄参、浙贝、杏仁、仙鹤草、山慈姑、半枝莲、白花蛇舌草组成。

5. 肺肾两虚（阴阳两虚）

症见咳嗽气短，动辄喘促，咳痰无力，胸闷腹胀，面色㿠白，腰膝酸软，身倦乏力，自汗便溏，肢凉畏寒，舌质偏淡，苔白或白腻，脉沉细无力。治以温补脾肾、益气解毒。常用金匮肾气丸加减，由熟地、山萸肉、山药、丹皮、泽泻、茯苓、生黄芪、生晒参、五味子、附子、桂枝、补骨脂、杏仁、山海螺、冬虫夏草、蜂房组成。

验方妙用

1. 青蒿鳖甲汤加味

药物组成 青蒿15g，鳖甲（先煎）20g，生地20g，知母10g，丹皮10g，天花粉15g，百合15g，蚤休30g，白花蛇舌草30g。

加减运用 咯血加白茅根30g、仙鹤草30g；胸闷胸痛加全瓜蒌15g、郁金15g；盗汗加浮小麦30g、生牡蛎（先煎）15g；便秘加火麻仁30g；纳差加炒山楂10g、炒麦芽15g；高热加生石膏30g、地骨皮15g。

用药方法 每日1剂，水煎分2次服，10天为1疗程。

适应病证 肺癌发热证属肺阴亏损，阴虚内热。症见发热，咳嗽，咯痰，咯血，胸痛，口干咽燥，五心烦热，潮热，盗汗，消瘦，舌红少苔，脉细数等。

病案举例 周某，男，58岁。患者于1990年元月起咳嗽，痰中带血，同年3月胸片检查：右肺肿块，肺癌可能性大。经支气管纤维镜活检，病理报告为："（右肺）中分化鳞癌。"因CT扫描示纵隔淋巴结转移，肿块与大血管粘连,不能手术切除,故来我院要求服中药治疗。入院时发热已持续1个月不退,体温在38.3～39℃,伴左胸闷痛,咳嗽,痰中时带血丝,口干,盗汗,纳差,疲乏,消瘦,舌红少苔,脉细数,听诊右肺呼吸音明显减弱,双肺未闻及干湿性啰音。血常规示:HB 112g/L,WBC $10.8×10^9$/L,N 0.78,L 0.22。入院后用青霉素、菌必治治疗7天,发热不减。中医辨证为阴虚发热,治以养阴清热,方以青蒿鳖甲汤加味:青蒿15g,鳖甲(先煎)20g,生地20g,知母10g,丹皮10g,天花粉15g,白茅根30g,蚤休30g,白花蛇舌草30g,生牡蛎(先煎)15g,陈皮10g,每日1剂,水煎分2次服。服药3剂,体温降至38℃,5剂后体温已正常,诸症缓解,原方再进5剂巩固疗效。后改用百合固金汤加减以滋阴润肺,清热解毒,住院治疗月余,未再发热,复查胸片示病灶稳定。

验方来源 吴玉华.青蒿鳖甲汤加味治疗肺癌发热20例.湖南中医杂志,1997,(13):27～28

临证阐释 发热是原发性支气管肺癌常见的症状之一,约有30%～50%的患者以发热为主要症状。其发热原因有肿瘤压迫或阻塞支气管后引起肺部感染,其次由于癌肿坏死毒素吸收而引起发热。癌性发热使用抗生素治疗往往无效。近年来我们探索运用青蒿鳖甲汤加味治疗肺癌发热,取得了较好疗效。

肺癌属于祖国医学"肺积"、"咳嗽"、"咯血"等范畴。其主要病机为肺阴亏虚,致邪毒内侵与痰瘀互结而成。笔者在临床实践中观察到,肺癌患者在发热的同时,常伴有咳嗽,咯痰,咯血,胸痛,口干咽燥,五心烦热,潮热,盗汗,消瘦,舌红少苔,脉细数等,提示肺癌发热主要是肺阴亏损,阴虚内热。青蒿鳖甲汤方中鳖甲滋阴退热,入络搜邪;青蒿芳香,清热透络,引邪外出;生地甘凉滋阴,凉血清热;知母、丹皮与鳖甲、青蒿配伍,共奏养阴清热之功。笔者加入天花粉、百合养阴润肺;加蚤休、白花蛇舌草清热解毒。全方养阴清热解毒,标本兼顾,故用于肺癌发热,疗效较好。

2. 养阴清热汤

药物组成 南北沙参、天麦冬、生地、丹皮、玉竹、天花粉、山海螺、无花果各15g。

第十一章 肺癌

加减运用 咯血加白茅根、旱莲草、藕节炭、仙鹤草;胸闷胸痛加瓜蒌皮、枳壳、广郁金、徐长卿;胸水加葶苈子、莱菔子、米仁、猪茯苓;潮热盗汗加地骨皮、知母、白薇。

用药方法 每日 1 剂,煎汁,一日二次分服。所有病例均经中药治疗 3 个月以上。

适应病证 肺癌晚期证属阴虚内热。症见咳嗽痰少质黏,咯吐不利,或痰中带血丝,或少量咯血,潮热盗汗,口干咽燥,心烦少寐,舌红少苔或光剥苔,脉细数等。

病案举例 董某,男,56 岁,于 1992 年 4 月初诊。杭州某医院 X 线胸片及纤支镜检查,诊断为右中央型肺癌(鳞癌、Ⅱ期)。因患严重心脏疾患,手术治疗困难,且不愿化疗,故单纯采用中药治疗。症见咳嗽痰少而黏、带血,伴胸痛,低热(37～38.5℃),口干欲饮,形体消瘦,舌红苔薄,脉弦细而数。此乃肺阴亏虚、虚火内生之象。治予养阴清热、化痰散结,自拟养阴清热汤加减。组方:南北沙参、天麦冬、生地、玉竹、丹皮、鱼腥草、天花粉、无花果、山海螺、露蜂房、旱莲草、藕节炭、地骨皮、肺形草、全瓜蒌、枳壳各 15g。服 30 剂后,咳嗽咯痰减轻,痰中带血得止,低热渐退。上方加减调治 1 年,诸症悉除,病情稳定,体重增加,精神转佳。X 线复查:病灶基本稳定。经治 3 年余,病情未见反复。

验方来源 陈培丰. 养阴清热汤治疗晚期肺癌 60 例临床报道. 四川中医,1996,(14):20

临证阐释 祖国医学认为,肺癌的发生、发展是一个机体内部邪正消长的过程,在我们临证中,阴虚内热型是晚期肺癌常见的证型之一。晚期肺癌患者,由于久病体虚,或症久化热,灼津伤液或久咳耗伤肺阴,均可致肺阴亏虚,阴虚不能制阳,虚火内生,阴液更伤,阴旺火旺,灼伤肺经,故见痰少而黏、痰血、潮热盗汗等阴虚内热证候。因此,养阴清热法是治疗阴虚内热型晚期肺癌的一种主要方法。由此而拟定的养阴清热汤的主要药物南北沙参、生地、天麦冬、玉竹有滋阴润肺之功;天花粉、丹皮清热生津凉血;山海螺、无花果则润肺止咳,配合运用,使肺阴得复,内热得除,有邪祛正安之效。从本临床资料分析中可以看出,养阴清热汤治疗阴虚内热型晚期肺癌主要有以下作用:改善症状,控制癌灶发展，延长生存期，其治后生存率与同期国内单纯中医药治疗水平相仿。

3. 仙鱼汤

药物组成 仙鹤草 15g，鱼腥草 30g，党参 20g，天门冬、浙贝母、猫爪草各 15g，守宫 5g，山海螺 15g。

加减运用 肺热痰瘀型：主症为咳嗽，痰黄稠，咯血或痰带血丝，多见发热，胸闷气促，胸背隐痛，口干口苦，便秘，舌红或暗红，苔黄，脉滑数。治疗用基本方加冬瓜仁 30g，苇茎 15g，黄芩 15g，三七 10g。脾虚痰湿型：主症为咳嗽，痰多，色白，胸闷气短，纳呆，腹胀，大便溏，消瘦乏力，舌淡胖，舌边有齿印，苔白腻，脉滑或濡细。治疗用基本方加怀山药 30g，茯苓、白术、扁豆各 15g。阴虚痰热型：主症为干咳无痰或痰少质黏，咳吐不爽，或痰中带血，血色鲜红，以午后、夜间为剧，咳则胸痛，口干咽燥，喜凉饮，或伴手足心热，低热、盗汗，形体消瘦，皮毛干枯，舌红苔少，脉虚数。治疗用基本方加鳖甲 30g（先煎），沙参 15g，生地黄 15g，桔梗 12g。气阴两虚型：主症为干咳，痰少，咳声低微，或痰少带血，颜面萎黄暗淡，唇红，神疲乏力，口干短气，纳呆肉削，舌苔白干或无苔，舌质嫩红或胖，脉细如丝。治疗用基本方加黄芪 30g，百合 15g，西洋参、麦冬各 10g。

用药方法 上方每日 1 剂，用水 500ml 浸泡，煎至 200ml，分早晚 2 次温服，连续服用 8 周为 1 个疗程。

适应病证 中晚期非小细胞肺癌证属脾虚痰瘀阻肺者。

病案举例 患者谭某，男，64 岁，患者于 1996 年 8 月初因咳嗽、气促、痰中带血就诊，经胸 X 线片和 CT 检查诊断为左上肺肺癌（中央型）。纤维支气管镜活检病理为鳞状上皮癌。因肿瘤贴近心脏不能行手术治疗，患者拒绝放化疗，为寻求中医治疗来我院就诊。刻下症见：咳嗽，痰黄，痰中带血，左胸痛，纳眠差，舌质淡暗，苔白，脉细弦。中医诊断为肺积（肺郁痰瘀型）。治疗以宣肺解郁、豁痰散结为法，方用仙鱼汤加减治疗。药用党参 20g，浙贝母、天冬、桃仁各 15g，鱼腥草 30g，山慈姑、仙鹤草各 15g，薏苡仁 25g，山海螺 15g，守宫 5g，枳壳 10g。水煎服，每日 1 剂。服药 14 天后症状明显减轻，纳卧如常。继续以仙鱼汤为基础方辨证加减治疗，坚持门诊中药治疗，定期复查。目前仍在治疗

中,至今已带瘤生存9年。

验方来源 陈锐深. 仙鱼汤治疗中晚期非小细胞肺癌 320 例临床观察. 中医药学刊,2006,(24):200~201

临证阐释 肺癌的形成主要是由于正气亏虚,脏腑功能失调,邪毒侵犯,导致肺气郁结,宣降失司,湿集成痰,痰凝气滞,瘀阻脉络,痰瘀交阻,日久形成肺癌。其病位主要在肺,病理性质主要为脾虚痰瘀阻肺。正如《杂病源流犀烛》云"邪积胸中,阻塞气道,气不得通,为痰……为血,皆邪正相搏,邪既胜,正不得制之,遂结成形而有块。"中晚期非小细胞肺癌肺气本虚,易累及脾胃,导致脾气虚弱,痰湿内阻;若病久累及于肾,则导致肾阴亏虚,甚者气阴两虚。仙鱼汤主要由仙鹤草、鱼腥草、党参、天门冬、浙贝母、猫爪草、守宫、山海螺等药物组成。其中党参健脾益气,培土生金,辅助正气;天冬养阴润肺,清火生津;鱼腥草清热解毒,化痰清肺;仙鹤草补虚消积,又能止血,对肺癌咯血具有良好的疗效;浙贝母、猫爪草、山海螺善于化痰散结;守宫解毒抗癌。诸药合用,具有健脾清肺、解毒化痰散结之功效。笔者根据临床治疗肺癌的体会,把肺癌主要分型为肺热痰瘀、脾虚痰湿、阴虚痰热及气阴两虚 4 型,根据各型的临床特点,以仙鱼汤为主随症加减治疗。仙鱼汤治疗中晚期非小细胞肺癌在稳定瘤体、抑制肺癌的发展和转移、改善患者临床症状、增强体质、促进康复、提高患者生存质量、增加体重及延长生存期等方面有良好的疗效,能使肺癌患者带瘤生存。

4. 益气活血方

药物组成 黄芪 15g,党参 15g,白术 12g,茯苓 12g,丹参 15g,赤芍 12g,三棱 15g,莪术 15g,金荞麦 15g,半枝莲 15g。

加减运用 动则气喘、声低气弱者以西洋参 5g 易党参,加五味子 3g;咳甚者加川贝 10g、苦杏仁 10g;痰多者加胆星 6g、半夏 9g;咳血者加白及 10g、生地榆 15g、焦山栀 12g、白茅根 15g、藕节炭 12g;喘咳者加旋覆花 9g、棉花根 12g、麻绒 10g;胸痛者加延胡索 10g、全蝎 3g、蜈蚣 2 条;阳虚者加肉桂 3g、肉苁蓉 10g、补骨脂 10g;内热者加生地 15g、地骨皮 12g、芦根 10g;阴虚者加北沙参 12g、天冬 12g、麦冬 12g、百合 12g。

用药方法 上药加水 400ml,水煎沸半小时后,取汁 200ml,二煎加水300ml,水煎沸半小时后取汁200ml,每日1剂,分2次服。第1次早晨6时服,第2次上午10时服。

适应病证 肺癌证属气虚血瘀者。

病案举例 毛某某,男,60岁,干部。因咳嗽无痰,右胸疼痛伴神疲乏力,盗汗,五心烦热,经抗痨治疗4个月无效,右胸疼痛加重,于1992年2月11日住我院治疗。查体:面色萎黄,肌肤甲错,右锁骨上可触及2.5cm×2cm×2cm大小之淋巴结,质较硬,无明显压痛,表面欠光滑,活动度差。舌淡红边有瘀斑,苔薄黄,脉沉细带涩。胸片报告:右侧胸部第1~2肋内带呈大片状密度增强影,边缘无毛糙,部分与右上肺门相连,右上肺第2前肋上片状增强阴影,侧位片右上叶前段呈片状阴影。CT扫描报告:右肺门上方上腔静脉旁可见32mm×23mm不规则阴影,考虑肺癌可能性大。病理细胞学检查:涂片发现少量癌细胞(大致鳞癌)。西医诊断为右上肺鳞癌。中医诊断:咳嗽(肺阴虚);胸痛(痰热互结)。治以益气养阴,活血化瘀,清热解毒。药用黄芪30g,白参6g,白术12g,沙参12g,麦冬12g,赤芍12g,丹参15g,三棱、莪术各15g,桃仁10g,金荞麦15g,半枝莲15g,地骨皮12g,斑蝥3g,甘草6g。服药1个月后,咳嗽、胸痛、烦热、盗汗等症消失,右锁骨上肿大的淋巴结缩小至蚕豆大小。胸片报告:右侧胸片第1~2肋的大片状密度阴影明显缩小。舌淡红边有瘀斑,苔薄黄,脉沉细。继续服药1个月后,诸症消失。胸片报告:右上肺内带大片状密度增强阴影全部吸收,左上肺第2前肋上片状密度增强阴影全部吸收。CT扫描复查:原右肺门上腔静脉旁32mm×23mm不规则阴影消失,肺和纵隔窗清晰,未发现其他改变。食欲正常,其他情况均尚好,于1992年4月15日出院。

验方来源 谢利文.益气活血法治疗肺癌52例临床观察.湖南中医杂志,1994,(10):3~4

临证阐释 肺主气司呼吸,主宣发肃降,通调水道,朝百脉,主治节。一旦肺虚,腠理不密,表腠不固,邪毒乘虚而入,留滞于肺,气机不利,气滞血瘀,津液输布不利,内结为痰,痰气交阻,日积月累形成肺部肿瘤。《医宗必读·积聚篇》所说:"积之成也,正气不足而后邪气踞之。"所以,肺癌主要是因虚而致病。虚为病之本,实为病之标,虚是全身性的,实是局部的。在治疗上宜用补脾益气以治其本,活血化瘀解毒

以治其标。方中黄芪、党参、白术、茯苓补益肺脾之气治其本；丹参、赤芍、三棱、莪术活血化瘀，配合金荞麦、半枝莲清热解毒以治其标。诸药配合，可达扶正祛邪、根治癌症的目的。

5. 逐水汤

药物组成 猫人参30g，葶苈子30g，川椒目15g，淫羊藿15g，胡芦巴15g，车前子(包)15g，生薏苡仁30g，杏仁10g，茯苓10g，南沙参15g，北沙参15g，炒白术10g。

加减运用 咳嗽痰多，舌淡苔白者，加半夏、陈皮、百部、紫菀、党参等；干咳无痰或痰少而黏，舌红苔少者，加百合、天门冬、麦门冬等；咳声低怯，神疲乏力者，加生黄芪、补骨脂等；痰中带血、胸痛、舌暗红或紫暗者，加生地榆、白茅根、仙鹤草等。

用药方法 连续服用15天为1个疗程，服用1～2个疗程。

适应病证 肺癌胸腔积液。

验方来源 张子文．自拟"逐水汤"治疗肺癌胸腔积液32例．甘肃中医，2007，(20)：17

临证阐释 肺癌出现胸腔积液在临床上极为常见，属中医学"悬饮"范畴，严重影响了患者的生活质量。中医认为，肺气不足，清肃失司，气不布津，停而为饮，或兼肺脾两虚，运化失权则水湿内蕴。故病机总属因虚致实，本虚标实。虚多为阴虚或气阴两虚，实为湿毒。治疗宜采取益气健脾、温阳逐水之法。方中南沙参、北沙参、白术、茯苓、生薏苡仁益肺健脾，燥湿利水；猫人参、车前子清热利水；葶苈子、川椒目、杏仁泻肺下气，行水消痰。"病痰饮者，当以温药和之"，故选取淫羊藿、胡芦巴温肾助阳。全方扶正祛邪，标本兼治，使浊阴从小便得解。从有效率来讲，不及胸腔引流并灌注药物，但对于年老体虚及不愿接受穿刺手术者，不失为一种有效的治疗方法。

6. 参苓白术散

药物组成 党参20～30g，生黄芪20～30g，白术10～20g，茯苓15～20g，怀山药15～20g，莲子肉15～20g，薏苡仁20～30g，桔梗10～15g，砂仁10～20g，陈皮10～20g，神曲15g，生谷芽15g，甘草5g，白花蛇舌草20～30g。

加减运用 阴虚明显，去陈皮，减砂仁、薏苡仁，加生地黄、五味子、玄参；如内热明显，再加生鳖甲、白薇、地骨皮；血亏明显者，加当归、鸡血藤或加入紫河车；血瘀加丹参、桃仁、红花或三棱、莪术；如胸痛，加延胡索、五灵脂、川芎；胸闷加薤白、枳实、佛手、人参、白术、山药、山茱萸减量或去后两者；气急加葶苈子、地龙、僵蚕、百部；胸水加葶苈子、大枣、车前子；痰多无热加竹茹、法夏、远志；痰热加鱼腥草、浙贝母、瓜蒌；咳嗽加紫菀、冬花、川贝母；痰血或咯血加侧柏叶、仙鹤草、藕节或加三七、蒲黄；发热加鱼腥草、桑白皮、黑山栀。以上加减视症状轻重加入，一般每次一症状加入药物不超过4味。

用药方法 取上方一日1剂，加水500ml浸泡20分钟，文火熬取200ml，再加水300ml，熬取100ml，与前200ml混合，一天分3次服，每次100ml左右。连续服用2月为1个疗程。

适应病证 晚期非小细胞肺癌证属脾虚痰湿者，症见咳嗽、痰血、胸痛、气急、纳差和乏力等。

验方来源 丁军利．参苓白术散加减治疗晚期非小细胞肺癌38例临床观察．河南中医，2005，(25)：42～44

临证阐释 中医认为肺癌的病机为正气不足，毒邪内侵，肺失宣降，气滞血瘀，湿凝为痰，痰、瘀、毒交结形成有形积块，其实为本虚标实之病。晚期非小细胞肺癌患者，肺气本虚，邪踞胸中日久，更伤肺气，肺气亏虚，子病及母，累及脾胃。病至晚期不耐攻伐，治疗当以扶正即补益肺脾之气为主，辅以攻邪。《难经·六十九难》有云："虚则补其母"，故补益肺脾当以补益脾气为主。参苓白术散为培土生金常用方，而本文参苓白术散加减方，君以党参、生芪、白术、茯苓共奏健脾渗湿、益气之功；臣以山药、莲子肉以助健脾益气，薏苡仁助茯苓、白术健脾渗湿；佐以砂仁醒脾和胃、行气化滞，陈皮理气健脾、燥湿化痰，桔梗宣肺利气兼载药上行以利肺气；恐成呆补反伤脾胃，佐以神曲、谷芽健胃消食，谷芽用生取其长于和中；白花蛇舌草清热解毒攻其邪；使以甘草健脾和中，调和诸药。此方以健脾益肺，化痰利湿为主，适于脾虚痰湿型患者，经加减化裁后亦可用于其他各型。现代药理学研究也证明党参、白术、黄芪等扶正中药能提高和改善机体的物质代谢，促进蛋白质合成，增进网状内皮系统的吞噬功能，有明显抑瘤作用，为中医"养正积自除"的理论提供了科学依据；薏苡仁有增强免疫力、间接抑瘤的作用；而白花蛇舌草则有抗肿瘤作用。在晚期非小细胞肺癌的治疗中运用培土生金法,以补脾益肺扶正为主,辅以攻邪治疗,符合中医从整体出发,治人胜于治病及留人治病的理论。

(崔 云)

第十二章 支气管扩张

支气管扩张指支气管及其周围肺组织的慢性炎症损坏管壁，以致支气管变形和管腔扩张，临床表现为慢性咳嗽伴大量脓痰和反复咯血。起病多在儿童或青年时期。主要发病因素为支气管-肺感染和支气管阻塞，二者互为因果，导致支气管扩张。此外少数可因为先天性支气管发育障碍而致支气管扩张。

辨证论治

支气管扩张属中医"咳嗽"、"咯血"、"肺痈"等病范畴。其主要病机为痰热毒邪损伤肺络，肺气上逆，迫血妄行，久则气虚血瘀。临床辨证论治常分为痰热壅肺、肝火犯肺、阴虚肺热、气阴两虚4个证型。

1. 痰热壅肺

症见反复咳嗽、咯吐脓痰，或偶见痰中带血或少量咯血，重者发热、咳嗽加剧，痰量增多，痰呈黄色或黄绿色，胸闷胸痛，口苦口臭，舌质红或紫暗，苔黄腻，脉滑数。治以清肺、豁痰、化瘀。常用清金化痰汤合千金苇茎汤，由黄芩、山栀、知母、桑白皮、伏苓、贝母、瓜蒌、桔梗、陈皮、甘草、苇茎、薏苡仁、冬瓜仁、桃仁组成。

2. 肝火犯肺

症见咳吐鲜血，或痰血相间，痰质浓稠，咯吐不爽，胸胁胀痛，烦躁易怒，口苦，舌质红，苔薄黄或少苔，脉弦数。治以清肝宁肺，化痰止血。常用旋覆代赭汤合黛蛤散、泻白散加减，由旋覆花、代赭石、青黛、海蛤壳、黄芩、焦山栀、丹皮、桑白皮、地骨皮、生甘草、仙鹤草、花蕊石、藕节组成。

3. 阴虚肺热

症见咳嗽痰少或干咳无痰,痰中带血或咳吐鲜血,口干咽燥,潮热盗汗,五心烦热,颧红,舌质少津,少苔或无苔。治以滋阴清热,润肺止血。常用百合固金汤,由百合、麦冬、生地黄、玄参、生白药、知母、黄芩、白及、阿胶、花蕊石、旱莲草、紫珠草组成。

4. 气阴两虚

咳嗽咳痰少,痰色白,神疲乏力,自汗,易感,舌质淡红或胖有齿印,少苔或无苔。治以益气养阴,清肺化瘀。常用四君子汤、玉屏风散合百合固金汤加减,由太子参(党参)、白术、薏苡仁、南北沙参、黄芪、麦冬、百合、白芍、石斛、芦根、黄芩、桑白皮、桃仁、丹参、海蛤壳、浙贝组成。

验方妙用

1. 补脏益络汤

药物组成 生地黄、水牛角各20~30g,天荞麦根、虎杖根各25~35g,山萸肉12~16g,田三七粉(冲服)8~10g,夏枯草16~20g,益智仁、枳壳各10~12g,百合40~50g,北沙参50~100g。

加减运用 ①肝火旺盛:咳嗽气促,痰稠且黏,咯血鲜红、量多,伴胸胁胀痛,口干口苦,大便干,小便黄,舌质红、苔薄黄,脉弦数兼滑,基本方加疏肝清肝之醋炒柴胡、白芍、青黛、郁金等;②气虚血亏:嗽血咯血,其色浅红,动则气促,易患感冒,少气懒言,舌质淡红、苔薄腻,脉细弱无力,基本方加生黄芪、紫河车、炙白术、当归、山药等;③肺热壅盛:咳嗽痰多,色黄或绿,或分层,反复咯血色红,伴发热口渴口臭,大便干结,小便黄,舌质红、苔黄腻,脉数滑或浮数,基本方加蒲公英、鱼腥草、黄芩、贝母等;④痰瘀互结:咳嗽咯血反复不愈,出现血泡样痰,咯血紫暗,伴胸闷刺痛,心悸,唇绀,或盗汗,舌质紫暗或有紫斑、苔薄,脉滑涩或结代,基本方加海浮石、茯苓、丹参、鸡血藤、北五加皮等。

用药方法 每日1剂,水煎服。服1个月为1疗程。

适应病证 支气管扩张。

病案举例 李某某,女,48岁,农民。1994年5月16日初诊。患支气管扩张症4年,中西药治疗乏效,病情日益加重。支气管造影右下肺支气管腔呈圆形囊状阴影。症见咳嗽黄痰,咯血鲜红,动则气促,伴胸闷，五心烦热，盗汗，大便干，小便黄，舌质红、苔黄少津，脉细数兼滑。辨证为热壅于肺，气阴两伤。投补脏益络汤加味：生地黄、水牛角各30g，天荞麦根、虎杖根各25g，山萸肉16g，田三七粉（冲服）10g，枳壳、炒黄芩、浙贝母各12g，百合40g，北沙参60g，蒲公英、夏枯草各16g，益智仁8g。7剂。二诊：五心烦热及盗汗均已不作，咳嗽咯血大减，原方去黄芩、贝母，又服2月，诸症平息，依原方5倍量为1料，研成细末，炼蜜为丸，每日吞服2次，每次9g，以作善后。半年后支气管造影，两肺清晰。随访已3年，未见复发。

验方来源 余韵星．补脏益络汤治疗支气管扩张症59例．浙江中医杂志，1999，(10)：430～431

临证阐释 支气管扩张症具有较大支气管的形态改变，现代医学认为其发病机理与以前有过的可引起支气管壁及其支架组织坏死因素有关。造成支气管破坏的因素几乎全为细菌感染。中医学认为，肺为华盖，是清净之腑，位居最高，又朝百脉，他脏之患皆可上乘于肺，化火生痰，聚毒致瘀，破损肺络，有如本病。本病因病程日久，五脏亏损，气血虚衰，肺失所养，故咳嗽咯血反复不愈。在治疗上应发挥中医整体观的优势，补益五脏、清热降火、化痰解毒、祛痰止血以达到补络补管的目的，不可妄投温燥峻补和苦寒太过之品，方有向愈之机。补脏益络汤中以4对药为主。生地味甘性寒，滋肾降火，《神农本草经》谓其"通血痹"，凉血止血而不留瘀，对阴虚火旺而有血瘀之出血症颇相宜；水牛角味苦咸、性寒，为清热解毒、凉血止血之平剂，与生地相伍，自有犀角地黄汤之妙，能降火解毒止血，此为第一对对药。天荞麦根味酸苦、性寒，能清热解毒、祛风利湿；虎杖根味苦性平，能祛风利湿，活血通经，与天荞麦根同用，有败毒补络之功，此为第二对对药。沙参味甘性平，轻清入肺，益气养阴，生津润络；百合润肺益胃，固金敛液，与沙参相伍，均取以重剂，乃肺胃同治，补肺益中，大有黄芪之功，但无黄芪之温，甚切肺为娇脏之性，故有补络补管之妙，此为第三对对药。山萸肉大补肾之元气，收敛肺气，补络补管；益智仁甘温补肾，散寒化饮，善治肾虚痰浊上乘之证，与山萸肉相伍，甘温理虚，补肾益精，又可防生地等群阴之品的苦寒太过，此为第四对对药。此外佐以田三七，加强化瘀止血之功；枳壳理气宽中、疏肝醒脾，又防生地之腻滞；夏枯草清热解毒、疏肝散结。

综观全方,补五脏而不峻,清火毒而不泻,止出血而不瘀,化痰饮而不燥,丝丝入扣,相得益彰,是故五脏受益,上归于肺,火降毒败,痰蠲瘀消,肺络得补,用于治疗支气管扩张症实为对症之方。

2. 清肺汤

药物组成 黄芩、金银花、连翘、栀子、桑白皮、胆南星、半夏、川贝母、沙参、麦冬各15g,鱼腥草、太子参各30g。

加减运用 干咳咯血,舌红,加牡丹皮、白及、白茅根各15g;痰多黄稠,加瓜蒌皮15g,葶苈子10g,天竺黄15g;合并哮喘,加炙麻黄10g,地龙15g;气短、易感冒,加黄芪30g。

用药方法 日1剂,水煎服,连服20天为1个疗程。

适应病证 支气管扩张证属痰热或兼气阴不足者。

病案举例 徐某,女,25岁。主诉:咳嗽、咯痰7年,加重伴哮喘1年。患者因咳嗽、咯痰于5年前诊断为支气管扩张,经反复使用抗生素治疗无改善,且于1年前并见哮喘之症,曾用头孢、环丙沙星等治疗效不佳,于2001年4月25日来诊。诊见面黄,消瘦,呼吸困难,三凹征阳性,咯痰黄稠,舌红,苔薄黄,脉细数。听诊:双肺满布哮鸣音。X线:支气管扩张。血常规 WBC $11.2×10^9$/L。证属痰热蕴肺,气阴不足。予清肺汤加地龙15g,炙麻黄10g,射干15g。日1剂,水煎服。服药2个疗程,咯痰症状消失,双肺听诊正常,血 WBC $7.8×10^9$/L。X线复查明显好转。随访1年,病情无反复。

验方来源 崔悦.清肺汤治疗支气管扩张39例.吉林中医药,2003,(23):9

临证阐释 支气管扩张属中医"咳嗽"、"咯血"、"哮喘"等范畴,病情缠绵,易反复发作,临床证候以痰热或兼气阴不足为常见。方中黄芩、金银花、连翘、栀子以清其热,桑白皮、胆南星、川贝母、半夏化其痰,同时以沙参、麦冬养其阴,太子参益气以扶正,共奏清热化痰、养阴益气、标本兼顾之功。临床观察清肺汤治疗支气管扩张,临床症状消失快,且胸部X线改善理想,较反复使用抗生素治疗疗效可靠、稳固,尤其是远期疗效优于西药治疗。

3. 加味鱼旱蛋方

药物组成 鲜鱼腥草200g,旱莲草100g,鲜鸡蛋4个。

加减运用 重度咯血者,加仙鹤草50g,白及、白茅根各25g,生地15g;发热者,加金银花15g,黄芩15g;兼咳嗽者,加苏子15g,百部15g,浙贝母12g;肝火盛者,加丹皮15g,白芍12g,郁金12g。

用药方法 先将鲜鱼腥草、鸡蛋洗净,连根叶和鸡蛋放入锅内煮半小时后,将蛋取出,用筷将蛋壳打破,再放入锅内煮半小时,将药汁倒入碗内,每日多次,每次100ml加适量红糖同服,1周为1疗程。鸡蛋去壳后分早、晚各服1次,每次2个。

适应病证 支气管扩张咯血属肝火犯肺证者。

病案举例 汪某,男,46岁,干部。2000年3月18日来诊。患者素有咳嗽咯血反复发作病史,17日因食多量的羊肉火锅而诱发咯血就诊。诊见患者体形消瘦,面色微红,轻度咳嗽,咳血呈鲜红色,量多,每日约150ml左右。症见舌红,苔薄黄,脉弦细。体温37.2℃。X线胸片:右下肺野肺纹理增多增粗,并呈卷发样改变,考虑右下肺支气管囊状扩张。证属肺阴亏虚,肝火上逆犯肺,灼伤肺络。治宜清肝泻肺,凉血止血。方用加味鱼旱蛋方:鱼腥草200g,旱莲草100g,鲜鸡蛋4个,仙鹤草25g,白及粉20g(包煎),白茅根25g,生地15g,白芍、丹皮各15g,甘草10g。每日1剂,煎服,治疗8天,诸症悉除。为了巩固疗效,继续隔日1剂,连服7天,病告痊愈。

验方来源 庞梅珍. 加味鱼旱蛋方治疗支气管扩张50例疗效观察. 湖南中医杂志,2001,(17):12～13

临证阐释 支气管扩张咯血为内科急诊之一,属中医"咯血"范畴。祖国医学认为,肝之经脉由下而上,贯膈注于肺,其气升发,助肺宣发;肺居上焦,其气肃降,具有抑制肝阳上升太过之功,此乃金制木之意。风热燥邪犯肺,肺失清肃,肝木易于上乘,热小可循经下行于肝,使肝火偏旺反侮于肺,或情志不舒,肝郁化火,上逆犯肺,或肾水不足,肝火上炎于肺,均可灼伤肺络,以致络破血溢,发为咯血。咯血之症,咳或不咳,血自肺系而来,从口中而出,其病机多由气火上逆,阳络损伤而随之上溢所致。因此,咯血治疗法则,应标本兼顾,在清热凉血的同时又要养血柔肝。鱼旱蛋方取于民间验方,方中鱼腥草有清肺热解毒之功效,现代药理研究表明,鱼腥草有抗菌、抗病毒、解热镇咳作用,并能通过促进细胞的吞噬功能来增强机体的免疫力,是治疗风热咳嗽,燥邪犯肺的良药;旱莲草有消炎止血作用,能解郁热,散瘀结,清心泻火,凉血止血;鸡蛋有补肺止咳、益气养心、镇静的作用。根据证候配以生地、丹皮、白及、仙鹤草、白茅根清热利水,引热下行。诸药相配,共奏清肺热、泻肝火、补肺止咳、养血止血、益气补中之功,故能在短期内杜病源而获佳效。

4. 清金止血汤

药物组成 桑白皮 15g,黄芩 12g,山栀 10g,仙鹤草 15g,侧柏叶 15g,白及 30g,川牛膝 12g,三七粉 6g。

加减运用 肺热壅盛型加银花 10g,连翘 30g,鱼腥草 30g,芦根 15g;肝火犯肺型加代赭石 15g,青黛 6g,龙胆草 6g,海蛤壳 15g;阴虚肺热型加百合 30g,麦冬 15g,生地 15g,旱莲草 15g,阿胶 12g。

用药方法 水煎服,每日 1 剂,分早、晚两次服用。

适应病证 支气管扩张之热伤肺络、迫血外溢证。

病案举例 李某某,男,37 岁,1997 年 7 月 8 日诊,有支气管扩张病史 10 余年,曾多次因咯血住院。1 周前受凉后开始发热,咽痛,咳嗽,咳痰色黄,自服"感冒清","螺旋霉素"后,热退,咽痛减轻,但出现痰中带血,血色鲜红,近 2 日咯血量明显增多,每日达 300ml 左右,伴胸闷,心烦口渴,舌苔薄黄腻,舌质红,脉滑数。胸透:右下肺支气管扩张伴感染。中医辨证属肺热壅盛,损伤肺络,治拟清泄肺热,凉血止血,予清金止血汤加银花 10g、连翘 30g、鱼腥草 30g、芦根 15g。2 剂后咯血量明显减少,继服 3 剂咯血停止,诸症悉除。

验方来源 张育清.清金止血汤治疗支气管扩张咯血 42 例.光明中医,1999,(14):41~42

临证阐释 支气管扩张咯血是肺系常见病症,中医属"血证"范畴。究其病机,无论外感内伤,属实属虚,总不外乎火热之邪灼伤肺络,迫血外溢。笔者据此,以清肺止血为法,自拟清金止血汤治疗。方中桑白皮、黄芩、山栀清泻肺经火热,仙鹤草、侧柏叶、白及凉血止血,三七散瘀止血,使血止而不留瘀,川牛膝既可活血又可引血下行。诸药合用,具有清泄肺热、凉血止血之功,结合辨证分型进行加减,使药证更加切合。从临床观察结果看,本方对支气管扩张咯血患者具有较好疗效。

5. 清热化痰汤

药物组成 黄芩、竹茹、茜草、白及各12g,桑白皮、丹皮、连翘各10g,鱼腥草、苇茎各30g,杏仁、葶苈子各20g,桔梗、生甘草各15g。

加减运用 痰多者加瓜蒌皮15g,冬瓜仁10g;肝火旺者加栀子10g,青黛6g;阴虚重者加沙参20g,地骨皮10g;气虚血瘀者加当归20g,独参10g;咯血量大者加三七粉5g冲服。

用药方法 每日1剂,水煎分早晚2次服,治疗15天为1个疗程。

适应病证 支气管扩张咯血。

病案举例 陈某,男,53岁,于2004年3月以"间断咳嗽、咯血10年余,再发并加重3天"为主诉来就诊。患者既往有支气管炎病史20年余,近10年反复出现咳嗽、咯血。曾在当地人民医院查肺部片示双肺纹理增粗且乱;支气管造影确诊为支气管扩张咯血。3天前因外感风寒而发热,咳嗽,咯血痰,颜色鲜红,每天约30~50ml,且逐日加重。查血常规示 WBC $13.7×10^9/L$,N 81.3%;胸片示双肺纹理粗且乱。现症见咳嗽、咳痰,痰中带血,血色鲜红,胸痛,面红口干,舌质偏红苔黄,脉弦数。中医辨证属痰热壅肺,治以清热化痰止血。处方:黄芩、竹茹、茜草、白及各12g,桑白皮、丹皮、连翘各10g,鱼腥草、苇茎各30g,杏仁、葶苈子各20g,桔梗、瓜蒌皮、生甘草各15g。每日1剂,水煎,分早晚两次服。4剂后咯血明显减少,10剂后咳嗽渐止,未再咯血,复查血常规恢复正常。服用1个疗程后休息3天,上方去连翘、杏仁、瓜蒌皮、茜草,加当归、独参,继续巩固10天。随访6个月未见发作。

验方来源 张保平.清热化痰汤加减治疗支气管扩张咯血42例疗效观察.中医药学刊,2006,(24):2319~2320

临证阐释 清热化痰汤中黄芩、桑白皮、连翘、鱼腥草清肺热;茜草、白及、丹皮凉血止血;苇茎、桔梗、杏仁、葶苈子、竹茹宣肺祛痰止咳;甘草调和诸药。诸药配伍,共同起到清热宣肺、化痰止血作用。现代药理研究显示:白及能增强血小板第三因子活性,有良好的物理性局部止血作用,可显著缩短凝血时间及凝血酶原时间;茜草有止咳、祛痰作用,能缩短血液凝固时间;葶苈子中的苄基芥子油对酵母菌等20多种真菌及数10种其他的菌株均有抑制作用;丹皮对白色葡萄球菌、枯草杆菌、伤寒杆菌等有较强的抗菌作用;黄芩有抗感染、抗变态反应及解热利尿

作用。临床研究显示,以辨证论治为核心的中医药治疗在缓解支扩发作期症状、缩短病程、降低复发率方面有鲜明的特色和优势。

6. 咸降通络汤

药物组成 旋覆花(包)、当归、赤苏子、降香、郁金、制半夏、橘皮络各10g,茜草15~30g,甘草5g。

加减运用 出血量多者加参三七粉2~3g和服;若伴有热象,加黄芩炭、焦山栀各10g;如兼见寒症,加炮姜炭5g,肉桂3g;咯吐脓痰者加大贝母10g,鱼腥草30g。

用药方法 每日1剂,水煎,分2次服。

适应病证 支气管扩张无火证或气虚不显之咯血。

病案举例 黄某某,女,55岁。1993年8月9日初诊。咯血复发4天。患者既往有支气管扩张史,近因烦劳太过,急躁恼怒,致咯血又作,色鲜混有痰液,时夹血块,每日约50~100ml,在当地医院使用青霉素、止血敏、安络血等无效。刻诊患者面黄,头昏,体乏,口干稍苦饮少,胸胁隐痛,嗳气时作,纳食不甘,小溲时黄,舌淡红边有瘀斑,苔薄白,脉细弦。恙由肝失疏泄,痰瘀内阻,肺失清肃,阳络伤损。治以咸降通络汤加减,予基本方加黄芩炭10g,参三七末3g和服,3剂。药后咯血得减,盈口鲜血几无,仅见痰中带血,舌脉如前,守方击鼓再进3剂。咯血渐止,胸痛亦减,病情明显好转,治用前方去三七末,茜草减为10g,加南沙参、北沙参各10g等继服20余剂,咯血病愈,至今未复发。

验方来源 季炳琦.咸降通络汤治疗支气管扩张咯血76例.时珍国医国药,2001,(12):368

临证阐释 咯(咳)血,血由气道经咯或咳嗽而出,方书多责之风热伤肺,木火刑金或阴虚火旺,迫血妄行。《中医病证诊断疗效标准》中将咳血的证候分类为:肝火犯肺、阴虚火旺、痰热壅肺、气虚血瘀,简言之不外火热与气虚二端。然临床常有无明显热象火证或气虚之征者,由外感风寒湿邪,肺失宣肃,或内伤七情,气机郁结,津液营血运行失常,津停为痰,血滞成瘀,以致痰瘀内阻;或失治误治,过用寒凉,痰瘀内生;或肺气郁,咳伤络脉。血溢脉外,若投清肺凉血之品,难愈斯疾,正如张景岳《质疑录》曰:"王海藏云'六气能使人失血,不独一火',此语大发千古聋聩……凡一切失血,专主一火,日事芩、连、知、柏、山栀、生地、丹皮为治,未见其能愈人也。血得热则行,得寒则凝,寒凉之剂日进,而血之屡止屡发者,往往而剧。此吐血之病之死,不死于病而死于医也。悲哉!"基于此,临证对无火证或气虚不显之咯血常予以咸降通络汤治疗。

方用旋覆花、茜草为主。旋覆花苦辛咸,善降肺胃之逆气,消痰行水,降气止呕;配苏子、半夏、橘皮,肃肺化痰之功益善;茜草入肝经,凉血止血,活血祛瘀;合当归、郁金、降香、橘络,疏肝通络效能尤佳。且旋覆花、当归、郁金、降香具有调和气血的双相作用,组合成方,温而不燥,使气顺血和,病可向愈,正合《内经》"疏其血气,令其调达,而致和平"之旨。此方尚可用于肺部占位性病变引起之咯血。茜草每用30g,加蛇舌草30g、蜀羊泉30g等。临床如伴见火象或寒证者,亦可随症加减,左右逢源,得心应手。

7. 百合膏

药物组成 百合60g,黄芪60g,白及60g,仙鹤草60g,浙贝母60g,阿胶60g,蜂蜜350g。

用药方法 先将草药反复3次煎去渣取汁1500ml,尔后加入阿胶、蜂蜜溶化过滤,熬膏1000ml,分2日6次温服,服膏2~4剂。

适应病证 支气管扩张咯血。

病案举例 尹某某,女,55岁,于1996年2月2日入院诊治。患者咳嗽咯痰量多伴大咯血2天,低热38℃,有支气管扩张症病史5年,每因感冒受凉,旧病即复发,咳嗽咯血反复发作已有10余次,此次用西药菌必治、脑垂体后叶素等治疗10余天,热退咯血减少,但不能痊愈。今邀余诊治,见患者面白,体瘦,咳嗽,咯黄痰夹有少量鲜红血。血常规:WBC $8.5×10^9$/L,Hb 95g/L,RBC $3.2×10^{12}$/L,中性0.85,淋巴0.15,RLT $150×10^9$/L。舌淡红,薄黄苔,脉细数。证属肺阴不足,阴虚火旺,遂投以百合膏1剂,2天尽服之,药后病即霍然。为巩固疗效,续服2剂出院,尔后3年内每逢秋冬,春初预防咯血,依上方服1、2剂,始终未再复发。

验方来源 杨修策.百合膏治疗支气管扩张症咯血155例.光明中医,2000,(15):50~51

临证阐释 支气管扩张症咯血属中医"咯血"范围,其病在肺,多由急性转为慢性,积年累月咳嗽咯痰不已,而致肺阴虚亏,气血不足,感受

外邪，上犯肺系，清肃失司，阳络受伤，故咳嗽、咯痰夹血随之而出，因此治疗应采取补气血、固肌表、滋肺阴、止咳嗽、收敛止血之法。药用百合、仙鹤草养阴润肺，清心安神，止血补虚；黄芪补气固表，托疮生肌；贝母清热散结化痰；白及收敛肺气，消肿泻热；阿胶补血滋阴润肺；蜂蜜滋养润燥，解毒通便，益气补中。药仅 7 味，配伍严谨，标本同治，切中病机，疗效满意，屡用屡验。

8. 清肺汤

药物组成 桑叶 10g，杏仁 10g，黄芩 10g，丹皮 10g，三七 10g，生地 12g，玄参 12g，侧柏叶 12g，茜草 10g，蒲黄炭 6g。

加减运用 肝火犯肺加栀子 10g，青黛 6g；阴虚火旺加沙参 20g，地骨皮 10g；痰热壅肺加金银花 10g，桑白皮 12g；气虚血瘀型加独参、当归补血汤。

用药方法 每日 1 剂，加水 500ml，沸后煎煮 15 分钟，取汁 300ml，分 2 次服。7 天为 1 个疗程。

适应病证 支气管扩张咯血。

病案举例 梁某，女，58 岁，退休工人，因咳嗽、咯血反复 20 余年，再发 3 天入院。既往有咯血反复发作 20 余年，3 天前因外感风寒而发热，咳嗽，咯出血痰，颜色鲜红，每天量约 50~60ml，逐日加重。血液常规：WBC14.12×10^9/L，N 73%。X 线胸片显示：两肺纹理增粗。现患者咳嗽，胸痛，面红，口干，痰色鲜红，舌质偏红，苔黄，脉弦数。证属痰热壅肺，治以清热化痰止血。处方：桑叶 10g，杏仁 10g，黄芩 10g，丹皮 10g，三七 10g，生地 12g，玄参 12g，侧柏叶 12g，茜草 10g，蒲黄炭 6g，金银花 10g，桑白皮 12g。2 剂后咯血量明显减少，连服 7 天，咳嗽渐止，未再咯血，血检恢复正常。

验方来源 梁涛. 自拟清肺汤治疗支气管扩张咯血 30 例. 广西中医学院学报，2004，(7)：25

临证阐释 支气管扩张咯血属中医"血证"范畴，其病机多为火热之邪灼伤肺络，迫血外溢所致。正如《济生方·吐衄》所说："夫血之妄行也，未有不因热之所发，盖血得热则倬溢，血气俱热，血随气上乃吐衄也。"故血证多以治火、治气、治血为基本原则。方中桑叶、杏仁宣肺止咳；黄芩、丹皮清热泻火；玄参、生地滋阴清热；侧柏叶、茜草、蒲黄炭、三

七凉血止血。现代药理研究证实：三七能缩短凝血酶原时间,降低毛细血管通透性；茜草有止咳、祛痰作用,能缩短血液凝固时间；丹皮对白色葡萄球菌、枯草杆菌、伤寒杆菌等有较强抗菌作用；黄芩具有抗感染、抗变态反应、解热利尿等作用。诸药合用,起到清热泻火、凉血止血之作用,从而达到治疗支气管扩张咯血之目的。

（崔　云）

第十三章 肺间质纤维化

肺间质纤维化是一组由多种病因所引起的肺破坏性疾病,它代表了一大组由不同原因引起的、侵犯肺泡、肺泡壁、肺泡、细支气管和微小血管的弥漫性疾病,可发展为弥漫性肺间质纤维化,最终可导致呼吸衰竭。特发性肺间质纤维化是最常见的一种肺间质纤维化,主要临床表现为活动后气短、干咳、面色紫暗、口唇紫绀、杵状指等,晚期常导致呼吸衰竭。特发性肺间质纤维化的发病率约 3~6/10 万人,近年来呈上升的趋势,它对人体健康危害严重,致死率高,呼吸困难出现后中期存活介于 4~6 年(5 年存活率为 30%~50%)。现代医学主要采用糖皮质激素和环磷酰胺等免疫抑制剂来治疗肺间质纤维化,但均未得到满意的疗效。

辨证论治

肺间质纤维化属中医"咳嗽"、"喘证"、"肺痿"、"肺痹"等病范畴。其主要病机为燥热、痰热、湿热犯肺,肺脾肾虚。临床辨证论治常分为 6 个证型:燥热伤肺证,痰热壅肺证,湿热郁闭证,肺络痹阻、气阴两虚证,中气亏虚证,肺肾两虚证。

1. 燥热伤肺证

症见胸闷气短、动则加重,干咳无痰或咯少许泡沫样痰,不易咳出,时轻时重,亦可见痰中带血丝,咳甚胸痛,咽干鼻燥,口干渴。舌尖红少津,苔少或薄黄,脉弦细数。治以益气养阴、清肺润燥。常用清燥救肺汤(《医门法律》),由霜桑叶、石膏、人参、甘草、胡麻仁、阿胶、麦门冬、杏仁、枇杷叶组成。

2. 痰热壅肺证

症见气短、气急，活动后加重，呼吸急促，胸痛胸闷，咳嗽，咯少许黄黏痰，黏稠难咯，烦躁口渴，溲黄，便干，舌质红，苔黄或黄腻，脉滑或滑数。治以宣肺平喘，清热化痰。常用清金化痰汤（《医学统旨》），由黄芩、山栀子、知母、桑白皮、瓜蒌仁、贝母、麦门冬、橘红、茯苓、桔梗、甘草组成。

3. 湿热郁闭证

症见胸闷气短、动则加重，干咳无痰，恶寒或发热，咽痛，周身肌肉、关节酸痛沉重，头晕，不思饮食，口唇爪甲淡暗，舌质暗红苔白腻或黄腻，脉濡数或滑数。治以除湿清热、宣肺开郁。常用甘露消毒丹（《医效秘传》），由飞滑石、茵陈、黄芩、石菖蒲、川贝母、木通、藿香、射干、连翘、薄荷、白豆蔻组成。

4. 肺络痹阻、气阴两虚证

症见喘息气短，动则加甚，呼吸急促，干咳无痰或少痰，神疲乏力，胸闷，胸痛，口干咽燥，盗汗自汗，五心烦热，腰酸膝软，口唇爪甲淡暗或青紫，皮肤晦暗无泽，杵状指（趾），舌质暗红或红绛、少苔或苔白，脉沉细数或细弱数。治以疏通肺络，软坚散瘀，益气养阴。常用肺纤通方（自拟方），由旋覆花、海浮石、鳖甲、威灵仙、三棱、莪术、生黄芪、生地黄、甘草组成。

5. 中气亏虚证

症见咳喘声低，动则气短，难以接续，易疲乏，脉大无力，舌淡苔白，脉细弱。治以大补中气，益肺活血。常用补中益气汤（《脾胃论》），由黄芪、甘草、人参、当归、橘皮、升麻、柴胡、白术组成。

6. 肺肾两虚证

症见胸闷胁胀、短气，动则加重，干咳痰少，口燥咽干，心悸乏力，肢肿，唇甲紫暗，头晕目眩，舌质暗红苔白或白腻，脉沉细。治以补肺益肾，活血利水。常用生脉饮（《内外伤辨惑论》）合六味地黄丸（《小儿药证直诀》），由人参、麦冬、五味子、熟地、山萸肉、山药、丹皮、茯苓、泽泻组成。

第十三章　肺间质纤维化

验方妙用

1. 晁恩祥治疗肺间质纤维化验方

药物组成　太子参 15g,麦冬 15g,五味子 10g,黄精 10g,紫菀 15g,杏仁 10g,紫苏叶 10g,地龙 10g,橘红 10g,黄芩 10g,鱼腥草 25g,丹参 10g,川芎 8g,淫羊藿 10g,菟丝子 10g,山茱萸 10g,枸杞子 10g,女贞子 15g。

加减运用　风邪犯肺、肺气失宣者,加麻黄、紫苏子、蝉蜕等;痰热者,加瓜蒌、鱼腥草、金荞麦、虎杖等;有瘀者,加三七、丹参等;动喘明显者,加蛤蚧、冬虫夏草等。

用药方法　每日1剂,水煎,分早、晚服。

适应病证　本方适用于肺间质纤维化,证属气阴两虚、肺肾亏虚、络脉瘀阻证。其症可见咳嗽,咯白色黏痰,不易咯出,气短、喘息,伴有唇甲紫暗,易疲乏,恶风,易出汗,舌淡红或暗红,苔白或腻,脉沉滑或滑。

病案举例　患者,男,76岁,2004年3月19日初诊。主诉:咳嗽1个月,活动后气短10余日。患者有慢性支气管炎病史60年,吸烟史累计1年。1982年在某医院诊断为肺气肿、肺心病。1个月前患者受凉后出现咳嗽,咯黄痰,痰量多,体温38.6℃,无喘憋,无气急。肌肉注射青霉素半个月后,体温逐渐降至37.4℃,黄痰量减少,逐渐转变为白痰,出现活动后气短、喘息,休息后可以缓解。活动的耐受力逐渐减低,稍动即喘,难以耐受日常生活(如刷牙、洗脸、上厕所等)。3月8日胸部CT:两肺弥漫网格状阴影,纵隔淋巴结肿大,双肺间质纤维化,间质性炎症。肺功能检查:限制性通气功能障碍,弥散功能下降。血气分析:PCO_2 35mmHg,PO_2 50mmHg。血常规:WBC $16×10^9$/L。住院治疗:口服强的松 30mg/日,3天后体温恢复正常,咳嗽减轻。刻下:咳嗽,咯白色黏痰,不易咯出,活动后气短、喘息,伴有唇甲色紫暗,日常活动即有明显的症状,休息后可自动缓解,咽痒,夜间口干,易疲乏,恶风,易出汗,食欲佳,大便干,舌略红,苔薄黄,脉沉弦。诊断为肺痿,肺肾气虚、痰浊阻滞、肺失宣降证。治以调补肺肾,化痰降气,宣肺平喘。处方:炙枇杷叶 10g,紫菀 15g,杏仁 10g,紫苏叶 10g,前胡 10g,蝉蜕 8g,

五味子10g,山茱萸10g,枸杞10g,女贞子15g,菟丝子10g,百部10g,黄芩10g,鱼腥草25g,麦冬15g,地龙10g。水煎服,日1剂。2004年4月16日复诊:服药14剂后咳嗽明显减轻,晨起咯多量白黏痰,活动后喘息,时胸闷憋气,可平卧。服药21剂后无咳嗽,晨咯少量白黏痰,不易咯出,活动后喘息减轻。强的松减量至20mg/d。上方去前胡、百部、黄芩、鱼腥草、麦冬,加淫羊藿以增强调补肺肾之力。处方:紫菀15g,杏仁10g,紫苏子、叶各10g,半夏10g,葛根25g,地龙10g,蝉蜕8g,淫羊藿10g,莱菔子10g,山茱萸10g,五味子10g,菟丝子15g,枸杞10g,橘红10g。2004年5月14日三诊:病情稳定,可散步慢行,舌淡红,苔白,脉弦。调整治法:益气活血,调补肺肾。处方:太子参15g,五味子10g,麦冬15g,黄精10g,丹参10g,川芎8g,紫菀15g,杏仁10g,紫苏子、叶各10g,地龙10g,前胡10g,橘红10g,淫羊藿10g,菟丝子10g,山茱萸10g。继续服药2个月后,可游泳200米,爬3层楼时有气短的感觉,晨咯少量白痰,强的松减量至15mg/d。2004年11月9日四诊:病情平稳,无咳嗽,咯少量灰色痰,可散步1小时,无喘息,纳可,二便调,双下肢浮肿。前方加茯苓25g,车前子15g,冬瓜皮30g。服药2个月,水肿消失,喘息无加重。随访患者精神佳,无咳嗽,晨起咯少量白黏痰,易咯出,能做少量家务劳动,间断郊游或游泳,食纳正常,睡眠佳,二便调。2006年12月复查肺功能示:弥散功能恢复正常。

验方来源 陈燕,等.晁恩祥治疗肺间质纤维化临证思辨特点.世界中医药,2007,(2):90

临证阐释 晁恩祥教授认为肺间质纤维化常因外邪犯肺,肺气受损,耗气伤阴,日久及肾,以至肾不纳气,动则气喘;或因风邪犯肺,或因痰浊、毒邪损络、瘀血阻络,经常反复感染也表现出毒损肺络、肺痹不畅、气滞血瘀,而成本虚标实之证。本虚不惟在肺,尚关乎脾、肾;标实则多为风、痰、瘀。病机转化,由气及血,由肺及肾,故以养阴益气、调补肺肾、纳气平喘、活血化瘀为治疗大法,间以疏风、化痰、祛瘀、解毒。急性期患者以疏风化痰、化瘀解毒为治,缓解期患者以养阴益气、调补肺肾、纳气化瘀为法。方中太子参、麦冬、五味子、黄精益气养阴;紫菀、杏仁、紫苏叶、地龙降气平喘;橘红、黄芩、鱼腥草化痰清热;丹参、川芎活血化瘀;淫羊藿、菟丝子、山茱萸、枸杞子、女贞子等补肾纳气。

2. 清燥救肺汤加减

药物组成 党参20g,沙参15g,杏仁10g,麦门冬30g,知母15g,阿胶15g(烊化),百合30g,玉竹30g,石斛30g,浙贝母20g,桑叶30g,鳖甲30g(先煎),龟板30g(先煎),山慈姑10g。

用药方法 水煎服,每日1剂,早晚分服。

适应病证 症见干咳,少痰,乏力,口干,咽干,舌红苔少或白,脉细数。证属肺阴不足证。

病案举例 患者,女,58岁,以干咳3个月、加重10天就诊。自述乏力明显,食欲不振,急走时心慌,不发热,舌红苔少,脉细数。听诊双肺底可闻及湿性啰音。X线胸片示双肺下野条索状、结节状阴影密布,其他肺野欠清晰。纤维支气管镜肺组织活检见肺间质纤维组织增生,肺泡灌洗液为肺泡炎症表现。符合弥漫性肺间质纤维化诊断。中医辨证属肺阴虚证,予上方连用46剂,病人病情明显改善,以后每年服用上方60余剂,病人存活8年,病情稳定。

3. 瓜蒌散加减

药物组成 川贝母10g,瓜蒌20g,天花粉20g,茯苓15g,橘红10g,桔梗10g,桑叶30g,山慈姑10g,鳖甲30g(先煎),龟板30g(先煎),西洋参20g(单煎)。

用药方法 每日1剂,水煎,分早、晚服。

适应病证 胸中窒闷,气急,咽部阻塞,有黏痰难以咯出,胃脘闷胀,乏力,食少纳呆,舌暗红,苔黄,脉滑。证属肺脾气虚、痰热壅肺证。

病案举例 患者,女,38岁。咳嗽憋喘3个月,曾先后就诊于北京、上海多家医院,经胸片、支气管镜、肺组织活检等多项检查,诊为弥漫性肺间质纤维化,经治疗病情渐进展。近期病人胸闷憋喘,痰稠难咯,胃脘胀闷,咳嗽少气,倦怠乏力,食少纳呆,舌暗红,苔黄,脉滑。中医辨证肺脾气虚,痰热壅肺。予上方加胆南星20g,海浮石20g。连用62剂,病情渐稳定,现病人已存活6年余。

4. 肾气丸加减

药物组成 熟地15g,山茱萸15g,山药30g,泽泻10g,茯苓10g,牡丹皮10g,五味子10g,巴戟天15g,仙灵脾15g,桑叶30g,山慈姑10g,鳖甲30g(先煎),龟板30g(先煎),浙贝母20g。

加减运用 本病可见肾虚兼血瘀者,病人具肾不纳气表现,如面色晦暗、口唇青紫、杵状指或咯血,治疗当补肾、活血、散结,上方加丹参30g、血竭6g(分冲服)、三七参粉6g(分冲服)。

用药方法 每日1剂,水煎,分早、晚服。

适应病证 干咳少痰,憋喘明显,动则尤甚,短气汗出,腰膝酸软,舌暗,脉数。证属肾气亏损者。

病案举例 患者,男,53岁。憋喘4个月,曾于沈阳、北京多家医院经多项检查诊为弥漫性肺间质纤维化。近日咳嗽加重,呼吸急促,动则尤甚,痰少,舌暗红,脉数。中医辨证肾气不足,肾不纳气。予上方60余剂,患者病情稳定,生活能自理。后嘱每年间断服药近百剂,现已4年余,病情未见明显进展。

验方来源 赵经达. 弥漫性肺间质纤维化中医证治心得. 中国民间疗法,2007,(15):32

临证阐释 该病中医辨证多为阴虚痰结,应采用辨证和辨病相结合的方法治疗。用药在辨证的基础上始终贯穿着散结这一根本。所用鳖甲、龟板养阴散结;浙贝母、桑叶、山慈姑清热散结,用量偏大。现代药理证明桑叶等在抑制纤维化方面有一定作用,用量亦得在30g左右,用药要坚持,不能几剂改善不明显就停用,稳定后每年亦要服用几十剂以巩固疗效。

5. 补肾通肺逐瘀汤

药物组成 南北沙参、全瓜蒌、丹参各15g,五味子、法夏、橘络、枳壳、款冬花、路路通、桃仁、百部、鳖甲各10g,黄芪、土茯苓各30g。

用药方法 水煎服,每日1剂,早晚分服。

适应病证 慢性型。症见呼吸困难,深吸为快,咳嗽,吐白黏痰,口干喜饮,舌暗,苔白,脉弦涩。证属肺肾气虚,血瘀阻络证。

6. 泻肺涤痰逐瘀汤

药物组成 麻黄6g,葶苈子、射干、桔梗、枳壳、杏仁、款冬花、陈皮、桃仁各10g,鱼腥草、土茯苓各30g,半枝莲、浙贝母、丹参各15g。

用药方法 水煎服,每日1剂,早晚分服。

适应病证 亚急性、急性型或合并肺部感染者。症见咳嗽、痰多、呼吸困难,呼出为快,以实喘为主,舌暗,苔白,脉弦。证属痰瘀阻

肺证。

病案举例 李某,女,41岁,2001年4月21日入院,确诊特发性肺间质纤维化半年余。症见咳嗽,吐白黏痰,呼吸困难呈进行性加重,动则益甚,尿多,口渴引饮。舌暗紫,苔白腻,脉弦数,唇紫绀,端坐位。检查SPO_2:76%。胸片报告:双肺纹理增粗、紊乱,可见边缘清楚的结节样阴影。诊断为特发性肺间质纤维化、肺部感染、尿崩症。在抗感染、高浓度吸氧基础上(因尿崩症不能使用糖皮质激素),先予泻肺涤痰逐瘀汤1周,咳嗽缓解,活动后呼吸困难阵作,小便调,舌暗紫,苔薄白,脉弦。检查SPO_2 90%。再予补肾通肺逐瘀汤月余,咳止,动则稍有呼吸困难,生活基本自理。查SPO_2 96%。住院56天,好转出院。

验方来源 童琦燕.王安康治疗特发性肺间质纤维化的经验.湖北中医杂志,2007,(29):20

临证阐释 王安康医师认为肺间质纤维化慢性迁延期,应治以补益肺肾、纳气平喘、活血化瘀、宣通肺络之法。方中黄芪、南北沙参、五味子补益肺肾;全瓜蒌、枳壳、土茯苓、鳖甲宣痹散结;法夏、橘络、款冬花、百部止咳化痰;丹参、桃仁、路路通逐瘀通肺络。肺间质纤维化亚急性、急性型或合并肺部感染时,应治以清热解毒、泻肺平喘、逐瘀涤痰之法。方中麻黄、葶苈子泻肺平喘;射干、桔梗、枳壳、浙贝母、杏仁、款冬花、陈皮化痰通肺;鱼腥草、半枝莲、土茯苓清热解毒散结;丹参、桃仁化瘀通肺络。

7. 慢性迁延期肺间质纤维化的辨证治疗

药物组成 黄芪、丹参、麦门冬各15g,太子参20g,白术、补骨脂、刺五加各12g,水蛭4g,桔梗、苏子、枳实、陈皮各10g,金银花30g,五味子5g。

用药方法 水煎服,每日1剂,早晚分服。

适应病证 呼吸困难,干咳少痰,乏力,自汗,口干,舌质暗红,苔薄白或腻,脉细或结代。证属于肺气亏虚,血瘀痰阻。

病案举例 刘某,男,65岁。因"反复咳嗽4年,进行性气促14个月,加重2个月"就诊。患者4年来反复感冒咳嗽,于1年多前感冒后咳嗽2月余,经中西医治疗咳嗽虽愈但出现活动后呼吸困难。近2个月来,气短逐渐加重,稍活动则喘促气短,时有干咳。诊见:呼吸困难,活动时加重,干咳少痰,乏力,口干,舌质暗红,苔薄黄腻,脉细数。查体:口唇紫绀,杵状指,呼吸频率31次/分钟,双肺呼吸音粗,双下肺可闻及Velcro啰音。肺部CT片显示双下肺野弥漫性网状、斑点状阴影;肺功能检查示限制性通气功能障碍。西医诊断:特发性肺间质纤维化;中医诊断:肺痿,证属肺肾气阴两虚,瘀阻肺络。此为肺间质纤维化慢性迁延期,治宜补肺益肾,活血化瘀通络。处方:黄芪、丹参、麦门冬各15g,太子参20g,白术、补骨脂、刺五加各12g,水蛭4g,桔梗、苏子、枳实、陈皮各10g,金银花30g,五味子5g,14剂。二诊:服上药后,咳嗽有所减轻,气促稍减,继服14剂。随后随症加减,调治半年余,活动后气促明显减轻,紫绀减轻,无咳嗽、咯痰等症,可以参加一般性体力活动。

验方来源 丁明桥,许朝霞,李晓红.肺间质纤维化中医分期辨证论治.湖北中医杂志,2007,(29):41

临证阐释 肺间质纤维化慢性迁延期的病机特点是正虚邪实、虚实夹杂。正虚主要是气血亏虚,络脉不荣,邪实主要是痰瘀阻络,病机多属肺络不通,肺气受损,因实致虚,虚实夹杂,以气虚血瘀痰阻之证最为常见。临床表现以进行性呼吸困难为主。主要特点是病程缠绵,病位在肺,与肝、脾、肾关系密切,中医辨证多属正虚邪实、虚实夹杂证候。在治疗上应补虚泻实,通补兼施。虚、痰、瘀是本阶段的主要病机特点,针对阴阳气血亏虚的不同,分别采用益气、养血、滋阴、温阳的治法或者多法合用,针对痰瘀阻络,采用化痰通络和活血化瘀通络之法。在临证时处理好"通"与"补"的关系是至关重要的,由于慢性迁延期是肺痹和肺痿共存、肺痹和肺痿相互转化的关键阶段,若维持在肺痹阶段,病尚可救,若转为肺痿,多预后不佳,转化的关键并不在邪气的强弱,而在于正气的盛衰。因此笔者认为在处理"通"与"补"的关系时,"补"是关键,施补恰当可防止病情向晚期危重证发展;"通"是目标,祛邪通络是治疗的目的,在化痰、祛瘀、解毒的祛邪过程中,既要注意不可妄施峻法以至伤其正,又要注意祛邪同时毋忘补虚,做到通补兼施。

8. 曹世宏教授治疗肺间质纤维化经验方
(1)肺泡炎性阶段(肺肾两虚、痰瘀互结型)

药物组成 黄芪、党参、干姜、白术、肉桂、吴茱萸、五味子、泽兰、泽

泻、凌霄花、当归、赤芍等。

用药方法 水煎服,每日1剂,早晚分服。

适应病证 活动后呼吸困难,胸闷气短,动辄气喘,咳嗽,咯少量白黏痰,面晦唇绀,舌紫暗、舌下静脉怒张、苔薄白腻,脉滑或涩迟。证属肺肾两虚、痰瘀互结证。

(2)肺泡炎性阶段(肺肾两虚、痰热蕴肺型)

药物组成 根据临床观察,应用大剂量皮质激素冲击疗法的初治患者,其阴虚内热之候往往比较明显,故以养阴清热为法,药用南沙参、麦冬、玄参、桑白皮、地骨皮、黄芩等。对于应用皮质激素而继发肺部感染的患者,其气阴两虚、痰热内蕴之候同样明显,故以益气养阴、清热化痰为法,药用太子参、南沙参、苍术、白术、猪苓、茯苓、黄芩、全瓜蒌、桑白皮、生蛤壳、葶苈子等。对于长期应用小剂量皮质激素而病情相对稳定的患者,以益气养阴、活血化瘀为法,药用南沙参、黄芪、苍术、白术、苦杏仁、桃仁、枳壳、郁金、紫石英等。

加减运用 活血化瘀法必须贯穿于以上两型肺间质纤维化患者治疗的始终,但本病患者肺内促凝活性亢进,故活血化瘀药物的选择应避免破血伤正之品,常用药物有郁金、桃仁、川芎、丹参、泽兰等。单味口服药剂量不宜过大。

用药方法 水煎服,每日1剂,早、晚分服。

适应病证 活动后呼吸困难,胸闷气短,动辄气喘,咳嗽,咯中等量以上白黏痰或黄脓痰,时有发热,大便干结,舌红、苔黄腻,脉滑或细数。证属肺肾两虚、痰热蕴肺证。

验方来源 李素云. 曹世宏教授治疗肺间质纤维化的经验介绍. 新中医,2003,(35):10

临证阐释 曹教授认为,本病病位在肺,涉及脾肾。肺主气,脾生气,脾所化生的水谷精气等营养物质,需赖肺气的宣发、肃降方能敷布全身,而肺主宗气的生成,则又依靠脾化生的水谷精微上输以补充。由于本病病变日久,肺气虚而失其所主,宣降无力,气机郁滞,必然累及脾土,导致脾虚失运,精微不化,而出现咳喘无力、自汗易感、纳食呆滞、腹胀便溏等肺脾两虚之症。肺脾气虚,则血行无力而血瘀,津液不化,变生痰饮,痰瘀阻肺,加速肺间质纤维化的发展。肺司呼吸,肾主纳气,肺肾金水相生,因此,肺气虚日久病必及肾,可使原有的呼吸障碍日益加重,呼吸浅表,气喘急促,张口抬肩,胸中憋闷难耐。由此可见,肺间质纤维化后期,肺脾肾三脏亏虚,痰浊、水饮、血瘀三者并存,肺脾肾三脏功能失调,虚实夹杂,出现五脏皆损、正虚邪实的病理局面。清代医家喻昌提出的肺痿治则"缓而图之,生胃津,润肺燥,下逆气,开痰积,止浊唾,补真气,以通肺之小管",颇具有指导意义。对于确诊的肺纤维化的病人,无论早晚,均应选择皮质激素或免疫抑制剂和中药联合治疗的方法。临证根据患者具体情况,或选择单味药,或应用统一复方或辨证论治。

9. 益肺活血汤

药物组成 人参、陈皮各10g,蛤蚧1对(冲服),丹参、黄芪、黄精各30g,当归、地龙各15g。

加减运用 气短、气促明显者,加五味子、旋覆花各10g;口干、舌红少苔者,加沙参、麦冬各10g;痰多黏稠者,加海蛤粉6g,贝母10g。

用药方法 水煎服,每日1剂,早晚分服,30天为1疗程。

适应病证 气短、呼吸困难,渐进性加重,咳嗽,咯少量白黏痰,面晦唇暗,舌紫暗、舌下静脉怒张、苔薄白腻,脉滑或涩迟。证属肺气亏虚、瘀血阻滞证。

病案举例 朱某,男,63岁,退休工人。2004年10月24日就诊,曾服用抗痨药物1年余,出现气短、呼吸困难,渐进性加重,舌质暗苔白,脉细。肺部CT检查示:两肺间质弥漫性纤维化。治法:益肺活血,平喘止咳。处方:人参、陈皮、郁金、五味子各10g,蛤蚧1对(冲服),丹参、黄芪、黄精各30g,当归、地龙各15g。加减服用30剂,症状消失,临床治愈,随访半年病情稳定。

验方来源 杨方剑. 清肺化痰汤配合西药治疗肺部感染65例. 陕西中医,2008,(29):392

临证阐释 肺间质纤维化属于祖国医学"咳嗽"、"喘症"、"肺痿"等范畴,病程迁延,病情缠绵难愈,久则肺功能衰退,瘀血阻于肺络,因此肺虚血瘀是本病最基本的病机。治疗遵循虚则补之、瘀则通之的原则,以补肺气、通瘀血为法。方中人参、黄芪为补气主药,取大补元汤之意;丹参、当归活血化瘀;配伍参、芪大补气血,行气活血;地龙、蛤蚧均为虫

第十三章 肺间质纤维化

类药物,补肾益气、定气平喘、搜剔入络。

10. 肺间质纤维化方

药物组成 (1)清热解毒:肺形草、野荞麦根、炒黄芩、云雾草、老鹳草、佛耳草、鱼腥草;(2)宣肺祛痰:白桔梗、桑白皮、浙贝母、川贝母、海浮石;(3)豁痰:寒水石、天竺黄、鹅管石、海蛤壳;(4)软坚痰栓:皂角刺、山慈姑、白蔹、石见穿、藤梨根、生米仁、桔核;(5)活血软坚:莪术、苏木、王不留行、川芎、红花;(6)行气通络:生枳壳、苏梗、橘络、丝瓜络;(7)养阴生津:南沙参、天冬、麦冬、乌玄参、鲜石斛(枫斗、川石斛)、鲜芦根、粉丹皮;(8)益气健脾:太子参、西党参、生白术、生米仁、炒米仁;(9)温肾助阳:仙灵脾、仙茅、桑椹子、补骨脂、菟丝子。

用药方法 水煎服,每日1剂,早晚分服。

适应病证 面色灰暗,或晦暗,或黧黑;咳嗽有痰或无痰,痰色白,或黄白相兼,或黄;质黏稠难出。胸闷气急,或胸痛,动则加剧,咽喉部如梗。舌质红、淡紫、紫泛、紫红、暗紫或绛;舌苔白、厚、腻、浊、糙,边白厚中光,前光根白或厚,光苔有津或光苔而干。脉象弦滑、滑数、细数、细滑、细弦滑、细缓或细沉等不一。神倦乏力,心悸心慌,颈背板滞,背寒腰酸,容易感冒,纳差口苦,口干而不饮,咽干舌燥,大便干结,尿频尿多。

病案举例 1 俞某某,男,68岁,退休。初诊日期:2005年3月30日。患者1个月前因发热咳嗽于杭州市第一医院入院治疗。胸片诊断:包裹性积液、肺大泡、间质性肺炎伴纤维化。为明确诊断,行胸腔穿刺后发生气胸,经治疗气胸痊愈。出院后仍以强的松每天10mg维持。因胸闷气急明显、登楼困难、咳嗽而来门诊就诊。根据患者提供的病历复印资料和胸片、CT片,证实诊断为间质性肺炎。两肺听诊:呼吸音明显降低,肺底可闻及干湿性啰音。舌质红紫,苔薄白,脉弦滑。中医辨证:痰浊内蕴,肺失宣降,痰阻气道,痰气互结,肺气上逆,又达耄年,肝、心、脾三脏功能均已衰减,影响肺气宣畅。先给予清肺祛痰、逐饮降气方药。方药:肺形草、野荞麦根、炒黄芩各30g,老鹳草15g,炒莱菔子、白桔梗、桑白皮各12g,浙贝母20g,生炒米仁各15g,天竺黄12g,寒水石12g,皂角刺、白芥子、葶苈子各9g,海蛤壳12g。1天1剂,水煎服,1天2次,共用7剂。2个月后痰量明显减少,湿浊渐解。治疗期间并发带状疱疹1次,外感3次,经治疗和调治,于2005年底服用膏滋药一料体质明显改善。继后改为缓解治疗,病情一直稳定,胸片所见病变有明显吸收,撤除激素。至2006年末又服用膏滋一料,改服丸剂巩固,共诊35次,疗程长达2年。今胸片复查已属基本正常。

2 郭某某,男,49岁,教师。初诊日期:2006年3月28日。患者于2004年10月开始咳嗽,未予重视,门诊以抗生素、止咳化痰中药等治疗,反复不解,后因症状加重,咳嗽痰黏不畅,胸闷气急,于2005年2月22日在同德医院行CT检查,提示两肺下间质性肺炎、两下肺支气管轻度扩张。继续用中西药治疗,症状体征仍未改善,神疲乏力,干咳咽痒,胸闷背寒,动则气急。肺功能检查提示轻度限制性通气功能障碍。胸片复查示两肺间质病变伴感染。遂于2006年3月28日前来就诊。主诉:反复咳嗽2年余,痰量不多,晨起为主。胸闷反复1年,动则气急加剧,诊为间质性肺炎伴纤维化。已服用强的松每天8片1年余,纳可,便调,平时易感乏力,舌质红苔白,脉细缓,两肺背部第六肋下均可闻及干湿性啰音。脉证合参,痰浊内蕴,气道不畅,肺失肃降,表卫不固,易反复感风热之邪,痰、热、瘀互结伤及肺络而致本病。因已用激素1年,气阴更伤。治宜清肺祛痰,软坚活血,滋阴生津。方药:肥知母、生地黄、甘草、蛇六谷各12g,肺形草、炒黄芩各30g,云雾草15g,白桔梗、桑白皮各12g,浙贝母20g,生米仁30g,石见穿、山慈菇、莪术、寒水石、白蔹、苏梗木各12g,皂角刺9g。1天1剂,水煎2汁,分2次服,共14剂。忌辛辣、酒、海鲜类食物。嘱其服药后可能咳出痰量增多。共诊15次,1个月后两肺底啰音基本消失,咳嗽减少,曾出现腹泻1次,表明肺脾失调。再经调治,于2006年11月27日复查胸片示肺部病变明显吸收,左肺局限性纤维化灶。撤除激素,服用膏滋一料,现以丸剂巩固治疗。

验方来源 徐志瑛.肺间质纤维化的辨证施治.浙江中西医结合杂志,2008,(18):265

临证阐释 该病为湿、痰、热、瘀、虚交杂,病位在肺,五脏六腑均失于平衡。而贮在肺中之痰,是本病的关键,必需予祛、豁、涤、化痰四个步骤,痰为水液聚蕴而成,应加强行气、活血之药,故重用枳壳达30g,予以王不留行、石见穿、莪术、桃仁、鬼箭羽等软坚活血之类,同时加用

收敛之品,如白蔹、白芷、红藤、山慈姑等。主要目的是使肺泡的水肿、增生、瘀血、硬化消失,使肺脏恢复到正常的生理状态,以达到临床痊愈。

(樊茂蓉)

第十四章 放射性肺炎

放射性肺炎是指胸部肿瘤或其他恶性肿瘤接受放射治疗后、在放射野内之正常肺组织受到放射性损伤而致的炎性反应。一般在放疗后2个月内发生,重者半年后肺脏发生广泛纤维化,导致呼吸功能损害,甚至呼吸衰竭。本病是放疗后多见且危害较大的并发症,西医常规治疗副作用大,疗效不理想,应用中医药治疗本病有很大优势。

辨证论治

放射性肺炎可参考中医"咳嗽"、"喘证"、"肺胀"进行辨治。其主要病机为温热毒邪,耗伤气阴,痰瘀潴留,病情逐渐加剧。临床辨证论治常分为肺阴亏虚证、热毒炽盛证、肺肾气虚证、痰瘀阻肺证4个证型。

1. 肺阴亏虚证

干咳少痰,或痰中带血,声音嘶哑,午后颧红,潮热盗汗,形体消瘦,舌质红,少苔,脉细数。治法:滋阴润肺,化痰止咳。方药:百合固金汤或沙参麦冬汤加减。常用药:地黄、麦冬、桔梗、百合、川贝母、沙参、当归、玉竹、天花粉、桑叶、扁豆、甘草、白芍、玄参。

2. 热毒炽盛证

咳嗽身热,气息粗促,或喉中有痰声,痰多,质黏稠色黄,或有腥味,难咯或咯吐血痰,胸胁胀满,咳时引痛,舌红苔薄黄腻,脉滑数。治法:清热肃肺,豁痰止咳。方药:清金化痰汤,麻杏石甘汤。常用药:桑白皮、黄芩、山栀、贝母、栝楼、桔梗、甘草、橘红、茯苓、麦冬、知母、生石膏、杏仁、炙麻黄。

第十四章　放射性肺炎

3. 肺肾气虚证

声音低怯，倦怠懒言，腰酸腿软，面色少华，极易感冒，恶风形寒，自汗，咳嗽无力，痰多清稀，舌淡苔白，脉虚弱。治法：益气养阴，补肾纳气。代表方：生脉地黄汤合金水六君煎加减。常用药：熟地、山萸肉、胡桃肉、人参、麦冬、五味子、茯苓、甘草、半夏、陈皮。

4. 痰瘀阻肺证

咳嗽痰多黏稠，色白或灰白，胸痛胸满憋闷，气息急促，面色暗，唇甲发绀，喉中痰鸣有声，甚至倚息不能平卧，舌质暗，苔白厚腻，脉弦或濡或涩。治法：益气祛痰，补肺活血。代表方：二陈汤合补阳还五汤加减。常用药：陈皮、半夏、茯苓、甘草、生黄芪、当归、赤芍、川芎、桃仁、红花、地龙。

验方妙用

1. 百合固金汤加味

药物组成　百合30g，生地、熟地、麦冬、桔梗各10g，当归、白芍、玄参、贝母各9g，鱼腥草30g，黄芩15g，甘草5g。

加减运用　痰中带血加鲜藕节30g；苔黄、大便结燥加瓜蒌仁15g、大黄5g；胡玫等每于此方中加制大黄、桃仁、䗪虫、僵蚕各10g；若咳嗽吐黄痰者，加败酱草20g，胆南星6g，痰中挟血者加茜草根、花蕊石各10g；低热者加地骨皮、鳖甲各10g；胸闷气急反复发作，X线提示肺叶间有积液或包裹性胸水者，加赤茯苓、桑白皮各10g，麻黄3g；腹胀纳差者加枳壳、鸡内金、焦三仙各10g。

用药方法　每日1剂，水煎3次，药汁合一，分3次温服，1周为1疗程。

适应病证　放射性肺炎。咳嗽、气急胸闷、呼吸困难、低热等。

病案举例　1. 王某某，男，63岁，因患中下段食管癌晚期，于2000年6月15日在我院肿瘤内科住院接受钴-60放射性治疗，病情稳定，放疗至5周后出现阵发性咳嗽、气紧、胸闷，夜间不能入睡，经抗炎对症治疗未见好转。疑为食管癌肺转移，经X线胸部拍片示双肺放射野相应的部位发现密度较高、模糊片状阴影，病变与正常肺野有明显分界，未见块影及肿大淋巴结，诊断为放射性肺炎。西医先后采用先锋霉素、丁胺卡那、地塞米松、菌必治等抗感染及对症治疗1周未见好转,且咳嗽日渐加重,痰中带血丝,偶有血块,声音嘶哑,病情加重而终止放疗。经放疗科医师介绍前来我科采用中医药治疗。2000年8月3日初诊,患者表情痛苦,形体消瘦,声音嘶哑,阵发性干咳少痰,痰中带血,自觉胸闷气紧,胸部灼热如焚,口干咽燥,大便结燥,数日不行,舌红少苔,脉细数。中医辨证,此乃正气虚弱,元气大伤,再加上放射性治疗所致热毒炽盛,日久烧灼肺津,肺阴亏损,阴虚内热,肺络受损。治宜滋阴润肺、清火解毒、化痰止咳为主。投以百合固金汤加味:百合30g,二地、麦冬、桔梗各10g,当归、白芍、玄参、贝母各9g,鱼腥草30g,黄芩15g,甘草5g,鲜竹沥口服液适量兑服,鲜藕节30g,瓜蒌仁15g,大黄5g。1日1剂,水煎3次,取浓汁,药汁合一,分3次温服。3剂后大便通畅,一日一行,咳嗽气紧明显减轻,痰少而黏稠,夜间基本能入睡,精神食欲转佳。效不更方,在原方基础上去大黄加重鲜竹沥口服液剂量,连服3周,咳嗽及自觉症状全部消失,经X线胸部拍片示双肺除纹理稍粗外其他一切正常,随访1月未见复发。

2. 孙某,男,70岁,1998年6月26日初诊。患者1997年8月28日确诊为右上肺中央性肺癌伴肺节段不张。原有肺结核和老慢支病史。1997年9月～11月行PDD、CTX、E2ADM支气管动脉介入化疗2个周期,1998年1月～2月局部放疗,放射量:DT66GY/33次/43天。因持续发热、咳嗽、咯血,诊为急性放射性肺炎,给予大量抗生素对症治疗。刻诊:低热38℃,咳嗽,痰中挟血,胸闷,气急,口干,纳差。X线摄片示:右上肺3cm×4cm片状致密阴影,右叶间裂少量积液,见包裹性胸水,胸膜增厚,纵隔偏移至右侧。实验室检查:SF 480u/ml,ESR 98mm/h。舌红少苔中裂,舌质紫,脉细数。治以滋阴润肺止咳,药用百合固金汤加鳖甲、桑白皮、地骨皮、赤茯苓各10g。每日1剂,日煎2次温服。连续治疗2个月,低热渐清,胸闷、咳嗽均好转。又守原方加减连服10个月,同时间断口服六甲嘧胺全身化疗。后仅轻微咳嗽、气促;复查胸片:致密阴影缩至2cm,胸水消失,SF 180u/ml,ESR 40mm/h。

验方来源 1 勾承鹄,杨彩周.百合固金汤加味治疗放射性肺炎114例.四川中医,2003;21(12):38

第十四章　放射性肺炎

2　沈玫,刘晓娟．百合固金汤加减治疗慢性放射性肺炎 23 例．湖北中医杂志,2001,23(6):27

临证阐释　放射性肺炎多属于中医学中的内伤咳嗽范畴,《素问·咳论篇》指出:"五脏六腑皆令人咳,非独肺也",强调了肺系受邪、脏腑功能失调均能导致咳嗽。根据放射性肺炎的主要发病机理及临床表现,按中医理论辨证,即放射线所致火毒内蕴,日久灼伤肺津,以致肺阴亏损,阴虚内热,肺络受损,气血凝滞,宣发肃降功能失常所致。采用滋阴润肺、清火解毒、化痰止咳的百合固金汤加味治疗,方中重用百合辅以二地、麦冬、玄参以滋阴润肺为主,当归、白芍养血和阴,贝母、桔梗、鲜竹沥清热化痰止咳,黄芩、鱼腥草清肺火、解热毒。诸药合用,使阴液充足,肺阴得养,虚火自降,宣降自如,诸症自能随之而愈。

2. 三根二花汤药

药物组成　芦根 30g,板兰根 20g,山豆根、金银花、丝瓜络、橘络、生地黄、百部各 15g,北沙参、丹参、白花蛇舌草、款冬花、川芎各 12g,生甘草 6g。

加减运用　若肺热甚加红藤、败酱草、虎杖、半枝莲、黄芩、瓜蒌等;热毒炽盛加赤芍、牡丹皮、犀角等;血瘀重加红花、桃仁、元胡、乳香、没药等;咽喉肿痛甚加羚羊角粉、薄荷、射干、牛蒡子等;口干咽燥加元参、麦冬、天花粉、石斛等;咳嗽重加用川贝、前胡、瓜蒌、杏仁、枇杷叶等;纳差加神曲、炒麦芽、鸡内金等;气虚加西洋参、党参、白术、茯苓、淮山药等;血虚加当归、鸡血藤、阿胶等;肝肾阴虚加女贞子、枸杞子、旱莲草、熟地等;根据情况酌情加入软坚散结之品,如穿山甲、皂角刺、䗪虫、牡蛎、浙贝母、三棱、莪术等。

用药方法　每日 1 剂,水煎 2 次混合后分早晚 2 服。

适应病证　放射性肺炎。

病案举例　魏某某,男,56 岁,2002 年 9 月 7 日就诊。主诉:咳嗽、痰中带血,胸闷不适 1 月余。胸片示:左肺上野外带见有一约 3.0cm×3.4cm×4.5cm 不规则肿物。经胸部穿刺活检,病理确诊为肺鳞状细胞癌,即在我院进行放射治疗。靶区包括纵隔、肺门、病灶,量 6400/32 次/44 天,放疗进行顺利,结束后复查病灶消失。半月后因受凉而出现咳嗽、吐痰色黄、量多黏稠,胸闷气急,伴口干咽燥,便秘溲赤,舌红边有瘀斑,少苔而燥,脉细数。胸片示:左肺上野高密度片状模糊阴影,形状与放射野一致。血常规:WBC $15.8×10^9/L$,N 81%,L 19%,其他检查无异常。西医诊断:肺癌放疗后;放射性肺炎。中医诊断:肺积症,痰热壅盛、津亏血瘀证,治以清热化痰、生津润燥、活血化瘀为法,给予上方加虎杖20g,瓜蒌15g,天花粉30g,赤芍、桃仁、薄荷(后下)各12g,川贝6g,每日1剂,水煎分早晚2次服。服上方5剂后,症状明显减轻,唯体倦乏力明显,上方减虎杖、赤芍、薄荷、川贝,加西洋参10g、白术15g,以后随症化裁继服10余剂,上述症状消失,病告痊愈。

验方来源 王东芳,张立营,李淑芳,等.三根二花汤治疗放射性肺炎60例.实用中医内科杂志,2006,20(3):293

临证阐释 射线为火毒邪气,最易伤阴耗气,熏灼肺阴致血积于内,脉络失濡,肺失宣降。一方面,射线致使脏腑气血运行失常,体内的病理生理产物不能及时排出,蕴积体内,致使邪气亢盛,败坏形体而转化为热毒;另一方面,射线直接侵袭机体,煎灼津液,燔焚营阴,伤津耗液,致肺失所养而致咳吐浊痰涎沫,咽干声嘶,气急喘促,形体消瘦,口干鼻燥,舌红干,脉虚数等。故用大剂芦根、生地黄、天花粉、麦冬等清热生津润燥;板蓝根、金银花、白花蛇舌草清肺热、泻火毒;山豆根、射干、薄荷等解毒利咽;百部、款冬花、杏仁、川贝等润肺化痰止咳。

随着病情的进展,必然变生血瘀。一方面,射线致热毒壅滞,气血不畅,热毒耗液,津亏血滞,热毒壅盛则血瘀;另一方面,放疗常可导致气滞、湿热,气滞不能行血,致使血瘀,湿热内蕴,浊邪瘀结,气机阻滞,致使血行不畅致血瘀,为其病理演变结果。故用丹参、红花、川芎、桃仁、元胡等活血化瘀;橘络、丝瓜络行气通络。

3. 麦门冬汤加减

药物组成 沙参、生地、麦冬、天花粉、生石膏、鳖甲各20g,石斛、野菊花各10g,金银花15g,鱼腥草30g。

加减运用 潮热者加银柴胡、地骨皮;音哑、咽喉不利者加紫菀、天冬;痞结者去生地、麦冬,加橘络、瓜蒌;泄泻者加山药、茯苓;盗汗者加白术、白芍、五味子;有瘀血表现者加丹参、赤芍。

用药方法 每日1剂,水煎2次混合后分早晚2服。

适应病证 放射性肺炎。急性期:咳嗽,咳声不扬,咳吐浊唾涎沫,

第十四章 放射性肺炎

质黏稠,气急喘促,咽燥口渴,发热,舌干红、苔黄或少苔,脉细数。后期:咳嗽及气急喘促有所减轻或消失,无发热及咳吐浊唾涎沫,舌红、苔少,脉细弱。

病案举例 赵某,女,48岁。自诉于1999年8月发现右乳房有一肿物,约2cm×3cm大小。9月20日行右乳腺癌根治术。术后病理诊断为:右乳腺浸润型腺癌,并有右腋下淋巴结转移。术后行放射治疗,放疗结束后又进行化疗(CAF方案),于2002年10月结束。2003年1月12日发现右胸骨旁第3~4肋间有一0.5cm×0.5cm结节,诊为乳腺癌局部复发。至1月20日又发现右锁骨上有蚕豆大小的淋巴结肿大、质硬、不活动,故于1月28日开始在本院行第二疗程放疗。放疗结束半个月后,出现干咳痰少,气短胸闷,至5月初咳嗽加剧,痰少色黄,低热,X线检查诊断为放射性肺炎,以右侧为重。此后给青霉素、先锋霉素、丁胺卡那霉素等治疗,诸症未减,于5月15日转诊中医科。

初诊:剧咳不止、干咳痰少色黄,伴气喘胸闷、心慌气短、发热(T37.8~38.4℃),右胸痛,口干,汗多,纳差,舌燥、苔黄微厚,脉细数。体检:放射部位皮肤萎缩和硬结,局部毛细血管扩张,右肺可闻及干啰音和摩擦音。中医辨证:热毒炽盛,日久灼伤肺胃之阴。治以清热解毒、养阴润肺,佐以化瘀止痛。处方:金银花、沙参、鱼腥草各30g,黄芩、麦冬、野菊花、丹参各10g,天花粉、枇杷叶各15g,生地、生石膏、鳖甲、百合各20g。4剂,日1剂,水煎服。二诊:热退,剧咳、气短、胸闷等症明显减轻,食欲渐有好转,惟大便稍干,苔薄黄,脉细数。守上方加瓜蒌20g,继服6剂后,患者症状进一步改善,食欲正常,大便通畅,咳嗽、气短、胸闷诸症消失。继以基本方加减治疗2周后,X线胸片复查示肺部放射性炎症已基本吸收。

验方来源 杨舒瑾.麦门冬汤加减治疗放射性肺炎.湖北中医杂志,2004,26(12):35

临证阐释 放射性肺炎归属于中医"肺痿"范畴。《素问·至真要大论》说:"诸痿喘呕,皆属于上。"《金匮要略》说:"寸口脉数,其人咳,口中反有浊唾涎沫者何?师曰:为肺痿之病。"肺痿病机多属虚热,症见肺津干枯、阴伤火旺诸候,治宜润肺生津、清金降火。《医门法律》在论及肺痿的治疗时说:"火要缓而图之,生胃津,润肺燥,下逆气,开积痰,止浊唾,补其气以通肺之小管,散火热以复肺之清肃,凡治肺痿病,淹淹不振,故行峻法,大驱涎沫,图速效,反速毙,医之罪也。"中医认为,该病为放射线之毒热灼阴,津枯肺燥,渐至肺叶枯萎,故治疗重点宜放在养阴润燥及清热解毒两方面。兼有肺纤维化者,可加用活血化瘀药物,方可达到滋阴活血、润养肺叶的治疗目的。

4. 沙参麦冬汤加味

药物组成 北沙参 20g,玉竹 15g,生甘草 5g,冬桑叶 10g,生扁豆 10g,天花粉 10g,麦冬 20g,杏仁 10g,瓜蒌皮 10g,莱菔子 10g。

加减运用 如大便干燥加生石膏 50g。

用药方法 上药添水 400ml,文火煎取 150~200ml,如此两次,饭后半小时服,早晚各 1 次。

适应病证 放射性肺炎。

病案举例 李某,女,43 岁,1995 年 3 月 10 日就诊。

本患者于 1991 年 12 月 21 日,因右侧乳房近期隐痛并且在外象限生有如蛋黄大肿块而到市医院就诊。当时 B 超诊断怀疑乳房癌,行手术切除同时作快速切片病理检查,检查结果为乳房癌(导管癌)。手术 1 个月后开始用钴-60 进行放射治疗。放射临近结束时,患者出现胸闷、咳嗽、口干,时见低热(37.5℃),并且症状逐渐加重,经 X 线胸片检查提示为"放射性肺炎",于是停止放射治疗。经用西药抗生素无效,转到市中医院肿瘤科治疗。当时患者精神不振,面色萎黄,倦怠无力,纳差,胸闷,咳嗽不断,咳吐黄泡沫样痰,咳重时影响睡眠,口干舌燥,右胸部隐痛时作,小便淡黄。舌苔白腻而厚,中部微黄,脉弦细数。据脉审证,本病为术后气血津液受其损伤,复加放射治疗,热邪损伤肺络,煎灼津掖,使肺阴亏损,肺燥气逆,肺气失其肃降之职,故而见胸闷咳嗽,口干舌燥;肺脏受其损伤的同时,胃阴也受到损伤,胃阴不足,脾失运化,故见纳差、口干体倦等症,舌苔白腻而厚,脉弦细数,为肺胃阴虚、邪热内灼之征。治当以甘凉清润为主,拟方用沙参麦冬汤加味(方见前)。

上方连服 21 剂,胸闷咳嗽之症大为减轻,舌苔白腻之象也渐化,按前方加麦芽、楂片各 15g,继服 14 剂,诸症痊愈,后转用疏肝理气、抗癌解毒之剂以巩固抗肿瘤治疗。

验方来源 山广志. 沙参麦冬汤加味治疗放射性肺炎的临床观

察.实用中医内科杂志,1996,10(4):37~38

临证阐释 放射性肺炎为外来"热邪",过量地照射到肺部,致使肺脏脉络损伤,津液阴精受到煎烁,宣发肃降功能失常,司呼吸之职受到抑制,因此在滋养肺阴的同时必须兼顾胃阴。沙参麦冬汤滋而不腻,清而不燥,甘而不滞,清火寓于滋阴之中,滋润寓于疏理之中,宣导寓于甘润之中,恰合放射性肺炎的病机。

5. 加味百合知柏汤

药物组成 百部、百合、知母、黄柏、沙参、麦冬、莱菔子、丹皮、生黄芪、白芥子各10g,伸筋草20g,山药20g,白茅根30g,二芽各30g。

用药方法 先每日1剂,水煎服3~4剂后,症状缓解,改为3日2剂,连服10剂后,休息2周,再每3日2剂,服10剂后,休息2周,以此循复6~8个月。

适应病证 放射性肺炎。

病案举例 喻某,男,61岁,农民,1997年3月上旬诊断"右肺鳞癌",采取放射治疗,于1997年4月中旬治疗完毕,肿瘤区放射量5800CGY(以《肿瘤放射治疗学》为标准),于1997年7月初出现胸痛气紧,咳嗽咯出少量血性痰液,面色萎黄,纳差乏力,经X线胸片检查,放射区有炎性变,结合有放射治疗史,诊断为"放射性肺炎"。采用加味百合知柏汤治疗,每日1剂,水煎服。3剂后,气紧胸痛,咳嗽减轻,有少量痰液咯出,无出血现象。嘱患者继续服用该方,每3日2剂,连服10剂,休息2周,再服10剂,休息2周,以此循复服药6个月。近日复诊,生活如常人,无明显的不良反应,检查未发现放射治疗区有明显的纤维变。嘱患者每半年定期复查一次。

验方来源 闫定伦,王安荣.加味百合知柏汤对放射性肺炎的临床应用.四川中医,1999,17(12):32

临证阐释 肺癌病人采用放射治疗后,癌细胞被杀灭了,但给放射治疗区肺组织不可避免地带来一些副反应,反应的程度与照射野大小、放射量多少有密切的关系,在放射完毕1~2月后,反应更为明显。乏力纳差,胸痛气紧、咳嗽、久咳咯出少量血性痰液是放射性肺炎的共有症状,使用加味百合知柏汤能起到滋阴润肺、益气养阴、通络止血的作用,它又能醒脾除湿,消除生痰之源,防止因痰湿影响肺气的舒展而使病性进一步发展,故加味百合知柏汤在放疗完毕1~2月使用能巩固放疗的效果,对"放射性肺炎"有较好治疗作用,能提高患者的生活质量与生存率。

6. 益气补肺汤

药物组成 冬虫夏草9g,黄芪20g,茯苓10g,白术12g,陈皮10g,麦冬10g,木蝴蝶10g,西洋参9g,五味子6g,炙百合10g,沙参10g,甘草3g。

用药方法 每日1剂,水煎2次混合后,分早晚2服。3周为1疗程。

适应病证 放射性肺炎。

病案举例 患者女,49岁。因乳腺癌术后在省某医院行放疗30天,而后发现咽部不适,继而剧烈刺激性咳嗽,吐少量白泡沫痰,偶带血丝,伴气急、胸痛。于1991年7月收入我院。查体:体温36℃,脉搏82次/分,呼吸18次/分,血压112/90kPa,神志清,呼吸平稳,口唇无紫绀,自动体位,浅表淋巴结无肿大,颈静脉无怒张,气管居中。无桶状胸,右乳房缺损。可见横行约10cm手术疤痕,两肺呼吸音粗,未闻及干湿性啰音及摩擦音,心率72次/分,律整,无杂音。肝脾无肿大,腹平软,未触及包块,无杵状指,下肢无浮肿。化验血常规:Hb130g/L,RBC4.7×10^{12}/L,WBC2.7×10^9/L。肝功A/G、CEA、AFP、β_2-MG及心电图均未异常。X线检查:右肺可见模糊阴影,边缘不整齐。痰培养有绿色链球菌生长。诊断为放射性肺炎。给予抗生素及清热解毒、宣肺止咳中药治疗90天效果不佳。1991年10月16日请中医会诊。症见:干咳无痰,频咳不止,气急,自汗,乏力,咽干,手足心热,无胸痛及发热,胃纳呆,大小便正常,面色萎黄,舌色淡红,有少许薄白苔,脉细软无力,诊为咳嗽(气阴两虚型),治以益气补肺汤。处方:冬虫夏草9g,黄芪20g,茯苓10g,白术12g,陈皮10g,麦冬10g,木蝴蝶10g,西洋参9g 五味子6g,水煎服,日1剂。服药10剂,咳嗽、气急明显减轻,咽干、手足心热已瘥,但仍自汗、乏力。继用上方,将黄芪改25g,加女贞子15g以补肺肾之气阴。连服20剂,咳嗽、气急痊愈,X线复查右肺模糊阴影消失,复查血常规正常,饮食、体力均增加,随访半年未复发。

验方来源 刘绪英. 益气补肺汤治疗放射性肺炎20例. 山东中

医杂志,1996,15(7):303~304

临证阐释 癌症病人本已气血亏虚,加之放疗耗伤肺气。肺气虚,则其宣降清肃失司,肺气上逆则咳,肺气不足,皮毛不固,故短气、乏力、自汗;气虚不能生津致营阴亏损,则咽干、手足心热;气虚不能鼓动血运,故舌质淡,脉细软无力。肺主气,气源于脾,根于肾,今肺气虚,子盗母气,致脾气亏虚,气血生化无源穷必及肾,又致肾气虚。肺虚不敛,脾虚不运,肾气虚而不纳,故致咳嗽加剧。《类证治裁》云:"肺为气之主,肾为气之根,肺主出气,肾主纳气。阴阳相交,呼吸乃和。"可见肺气虚是该病久治难愈的原因。因此该病的治疗,不能见咳止咳,用宣散肺气的药物更耗伤肺气,当"虚者补之"。自拟益气补肺汤中黄芪、西洋参、茯苓、白术、甘草益气肃肺,冬虫夏草、木蝴蝶益肾固元,麦冬、五味子、沙参、炙百合酸甘化阴,诸药合用,共奏益气敛阴补肺之功。

(张文江 苗 青)

第十五章 肺结节病

肺结节病(Sarcoidosis)是一种原因未明、多系统多器官受累的非干酪性上皮性慢性肉芽肿疾病,病变可自动吸收或进展为纤维化,常侵犯肺、双侧肺门淋巴结,临床上 90% 以上有肺的改变。早期结节病的特点是临床症状较轻而胸部 X 线异常明显,后期主要是肺纤维化导致的呼吸困难。其临床表现多种多样,缺乏典型性,胸片可发现肺门增大,高分辨率 CT(HRCT)能进一步了解纵隔淋巴结及肺内病变的细节,从而提示结节病的可能,再结合临床及活组织检查,可明确诊断。

辨证论治

肺结节病无中医统一病名,散见于中医"咳嗽"、"喘证"等的论述中,其病机主要为脏腑功能失调,气机阻滞,致血瘀、痰阻、毒结,与气血相互搏结。临床辨证论治常分为气虚血瘀、毒热内结和气阴两伤、热毒痰结两个证型。

1. 气虚血瘀、毒热内结证

症见咳嗽,咳白黏痰,动辄气喘,面色㿠白,口唇微紫绀,口苦而渴,不喜饮,纳差,舌质暗红有瘀斑,苔白,脉细弱。治以益气活血、清热解毒。常用生黄芪、金银花、蒲公英、当归、茜草、浙贝母、赤芍、丹参、三七、甘草。

2. 气阴两伤、热毒痰结证

症见干咳无痰或咯黄黏痰,口干口苦,眠差,小便黄,大便偏干,舌质红,舌苔薄黄,脉细弦滑。治以养阴润肺,清热解毒,化痰活血。常用南北沙参、天麦冬、知母、山慈菇、山豆根、炙桑白皮、地骨皮、炙僵蚕、泽漆、猫爪草、煅瓦楞、天花粉、片姜黄、炙百部。

验方妙用

1. 益气活血解毒法

药物组成 生黄芪、金银花、蒲公英、当归、茜草、浙贝母、赤芍、丹参、三七、甘草。

加减运用 兼咳嗽剧烈、少痰者，加紫菀、款冬花；兼咳嗽痰多、痰白黏难出者，加白芥子、皂刺；兼痰黄、大便干结者，加虎杖、玄参；气短、夜间加剧、寐差者，加炒枣仁、夏枯草；气虚明显者，加党参；痰中带血者，加仙鹤草；兼恶寒、发热、舌淡红、苔黄白、脉紧数者，加柴胡、黄芩、连翘。

用药方法 水煎服，日1剂。

适应病证 咳嗽，咳白黏痰，动则气喘，面色㿠白，口唇微紫绀，口苦而渴，不喜饮，纳差，舌质暗红有瘀斑，苔白，脉细弱。证属气虚血瘀、毒热内结证。

病案举例 王某，女，52岁，咳嗽、咳痰，痰黄或白，有时痰中带血，活动后气短5月余，于北京协和医院就诊，经胸部高分辨CT示双侧肺门及纵隔淋巴结肿大，肺内可见多发结节状阴影，开胸活检，确诊为肺结节病。予激素及免疫抑制剂治疗1月余，症状无明显改善。于2001年8月就诊于周老。当时症见：咳嗽、咳白黏痰，动则气喘，面色㿠白，口唇微紫绀，口苦而渴，不喜饮，纳差，舌质暗红有瘀斑，苔白，脉细弱，辨证为气虚血瘀，毒热内结。治宜活血化瘀，益气解毒。处方：生黄芪30g，党参10g，金银花30g，蒲公英30g，当归10g，旋覆花10g（包煎），茜草10g，丹参15g，浙贝母10g，皂刺10g，紫菀10g，款冬花15g，杏仁10g，三七粉3g（冲服），甘草5g。7剂，每天1剂，水煎服。二诊，服药后咳嗽、气短减轻，痰稀易咳出，饮食好转，以上方为基本方稍事变动，共服药60余剂，患者自我感觉良好，无咳嗽、气短，可自由上三层楼亦无不适，到北京协和医院复查胸部CT，肺内结节状阴影消失，双侧肺门及纵隔淋巴结不肿大。

验方来源 李清涛.周平安教授益气活血解毒法治疗肺结节病经验.河南中医，2004，(24)：23

临证阐释 周老在治疗肺结节病过程中,强调辨病辨证相结合,强化整体观念,针对其发病的关键环节虚、瘀、毒处方用药,效果显著。方中黄芪甘、微温,补肺脾之气,托毒散结;党参甘、平,补气健脾,遵李东垣《脾胃论》,理气必谈土,治损取其中,培补中气以资生化之源之旨。补气者,黄芪、党参最为常用,取补中益气汤之意,邪毒内蕴之虚者适用生黄芪,生用力专,益气托毒。金银花味甘,性寒,清热解毒,清气凉血;当归辛甘、微苦,性温,活血养血,散瘀消肿,二者合用取四妙勇安汤之意;蒲公英味苦,性寒,清热解毒,散结消肿。益气之品,其性味多甘温,有助火伤阴之虑,重剂或久服,对热毒内盛者,大有助火燎原之势,故配以金银花、蒲公英以清之和之。旋覆花味苦、辛、咸,性温,降气化痰;丹参、茜草、三七活血化瘀,行血生血,行瘀血而新血不伤,养新血而瘀血不滞;浙贝母、杏仁宣肺化痰平喘;紫菀、款冬花止咳化痰平喘;皂刺活血散结。诸药相合,攻补兼施,寒温并用,补气活血,解毒散结,久服既不伤正,又不碍邪,且大剂金银花、蒲公英有益胃健脾之功,故能获得佳效。

2. 养阴润肺,清热解毒法

药物组成 南北沙参(各)12g,天麦冬(各)12g,知母10g,山慈姑10g,山豆根5g,炙桑白皮12g,地骨皮12g,炙僵蚕10g,泽漆10g,猫爪草20g,煅瓦楞子15g,天花粉15g,片姜黄10g,炙百部10g。

用药方法 水煎服,日1剂。

适应病证 干咳无痰或咯黄黏痰,口干口苦,眠差,小便黄,大便偏干,舌质红,舌苔薄黄,脉细弦滑。证属气阴两伤、热毒痰结证。

病案举例 曹某某,女,54岁。1998年10月5日初诊。患者近五六个月以来干咳无痰,2次CT、3次胸片检查均提示"右侧肺癌?纵隔淋巴结肿大,两肺散在多发性转移灶不能除外",住院期间,痰找癌细胞3次、纤维支气管镜检查2次并作刷检、支气管肺泡灌洗检查,均未发现癌细胞。PPD试验1:10000(-),1:2000(+),肿瘤标志物癌胚抗原(CEA)、细胞角质片段抗原21-1(CYFRA21-1)均正常。经专家多次会诊,认为根据影像学提示,肺癌可能性较大,但结核需要排除。目前用抗痨药治疗近1月,舌苔薄黄,舌质红,脉细弦滑。证属热毒痰瘀互结,阴虚肺燥,清肃失司。治以养阴润肺,清热解毒,化痰活血。处方:南北沙参(各)12g,天麦冬(各)12g,知母10g,山慈姑10g,山豆根5g,炙桑白皮12g,地骨皮12g,炙僵蚕10g,泽漆10g,猫爪草20g,煅瓦楞子15g,天花粉15g,片姜黄10g,炙百部10g。14剂,每日1剂,常法煎服。二诊:1998年10月21日。干咳无痰,胸部稍有闷痛,咽痒,背后酸痛,寐差,舌苔腻,舌质紫,脉细数。CT、胸片复查,病情似有进展,CT诊断印象仍为"右肺门癌,淋巴转移"。证属气阴两伤,热毒痰瘀互结,肺气清肃失司。本虚标实,邪不去则正不安,故当清热解毒、化痰活血、消瘤散结攻邪为主,辅以益气养阴固本。处方:山慈姑10g,炙僵蚕10g,猫爪草20g,露蜂房10g,炒白芥子9g,泽漆10g,天麦冬(各)12g,炙百部15g,山豆根6g,片姜黄10g,煅瓦楞子15g,炙蜈蚣2条,天花粉15g,合欢皮15g,生黄芪15g。30剂。三诊:1998年11月27日。咳嗽夜间较明显,干咳,胸闷时痛,肩背酸,易汗,疲劳,苔薄白腻质暗,脉细。守方再求。上方去煅瓦楞子、合欢皮,加南北沙参各12g。14剂。四诊:1998年12月9日。仍然干咳,咽痒,稍有胸闷,背后痛,食纳尚可,大便日行2次,苔淡黄薄腻质紫,脉细滑。仍从气阴两伤、痰瘀热毒互结、肺气清肃失司论治。处方:南北沙参(各)12g,天麦冬(各)12g,黄芪15g,天花粉15g,知母10g,山慈姑10g,炙僵蚕10g,炙蜈蚣3条,猫爪草20g,漏芦12g,海藻15g,露蜂房10g,山豆根4g,炒白芥子9g,泽漆10g。14剂。五诊:1999年1月4日。咳嗽已不显,稍有胸闷,右肩背酸痛,舌苔淡黄微腻,舌质暗红,脉细滑。12月25日CT平扫检查:"两肺野见外带多枚小结节影,散在分布,以中下肺明显,结节直径均小于1cm,各段支气管开口通畅,纵隔窗示纵隔及右肺门见肿大淋巴结,胸膜腔未见积液。印象:两肺转移性病变,纵隔、右肺门淋巴结肿大,直径<1.5cm。"但病灶与之前检查相比未见变化。前药似已见效,当再予益气养阴、化痰消瘀之法,扶正消积,击鼓再进。处方:南北沙参(各)10g,天麦冬(各)12g,生黄芪15g,天花粉12g,山慈姑10g,炙僵蚕10g,露蜂房10g,炙蜈蚣3条,泽漆10g,山豆根10g,煅瓦楞子15g,枸杞子12g,海藻12g,漏芦12g,八月札12g。7剂。六诊:1999年1月15日。近来咳嗽缓解,无痰,稍有胸闷,胸背隐痛,小腹时有疼痛,呈阵发性,得温为舒,苔淡黄微腻。原方去山豆根,加川楝子10g,九香虫3g。此后直仍予益气养阴、化痰消瘀方药为治,稍做对症化裁,维持

治疗,病情稳定,病灶渐小,咳嗽、咯痰基本缓解,能正常生活。1999年3月29日肺部CT检查:"与以往片片比较,肺内多个小结节较前略小,且边缘模糊,纵隔内淋巴结明显缩小,经读片讨论、前后对比,考虑肺结节病可能大"。2000年1月11日CT报告:"右上肺前段、下叶背段及胸膜下见小结节状影,边缘清,直径小于0.5cm。与1999年9月30日片比较相似,气管旁腔静脉后淋巴结直径小于1cm,大气道通畅,提示为肺少量结节影。"2000年7月21日CT:"双肺野未见明确异常密度影,各大气道通畅,纵隔内未见肿大淋巴结。"2000年11月1日CT检查:"两肺纹理增多,各叶段支气管开口通畅,纵隔内未见明显肿大淋巴结,主动脉弓及降主动脉见斑点状钙化。"2001年3月5日CT检查:"两肺野清晰,气管、主支气管通畅,纵隔内未见肿大淋巴结,可见直径小于1cm的淋巴结影。"

验方来源 陈四清.辨证治疗肺结节病.江苏中医药,2005,(26):33

临证阐释 结节病肉芽肿的形成是未知抗原和机体免疫功能相抗争的结果,使用激素等免疫抑制剂有一定效果。但本案CT疑为"肺癌、肺及淋巴转移",PPD试验阳性而用抗痨药治疗无效,病灶一度进展扩大。周老结合病人咳嗽、无痰及肺部影像检查有实质性病灶存在的情况,在辨证基础上,结合辨病,除益气养阴、润肺化痰外,果断加以清热解毒、化痰活血、消瘰散结之药攻邪去实,药用3个月而渐收功,不但咳嗽之症状解除,而且CT检查亦示病灶缩小乃至消失,纵隔肿大淋巴结消失。在此情况下,CT再行前后对照比较,确诊为"肺结节病"。本案提示我们,中医中药在治疗疑难杂症方面具有独特的优势,对于诊断不清而一时难以运用相应西药治疗的疾病,或者诊断虽然清楚而单纯运用西药治疗又难以取得满意疗效的疾病,均能发挥中医辨证论治的优势。试想,若当初将本例按肺癌治疗,施以手术,或放疗、化疗等,或按肺结核作抗痨治疗,则徒损病人正气,犯虚虚实实之戒。由此可见,中医辨证论治不但有存在之必要,而且还要加强研究,推广深求,才能更好地提高其疗效。

3. 邵长荣治疗肺结节病验方(1)

药物组成 胡颓叶、淫羊藿、鹅管石、川楝子、炒延胡索、广郁金、柴

胡、徐长卿、威灵仙、藿香、佩兰、薏苡仁。

用药方法 水煎服,每日1剂,早晚分服。

适应病证 症见咳嗽,咯黄痰,盗汗,舌红,苔黄或腻,脉滑或细。证属脾肾两虚、气滞痰阻证。

病案举例 贝某,女,60岁。主诉:发热伴咳嗽3月。病史:患者反复外感后,持续低热,咳嗽,在外院肺部CT诊断为肺结节病。现症见怕冷,汗多,低热,纳便可。舌质偏红,苔薄白,脉细。辨证营卫不和,治以温肺和营。处方:川桂枝6g,赤芍18g,白芍18g,细辛4.5g,射干9g,胡颓叶12g,淫羊藿12g,鹅管石18g,川楝子9g,延胡索9g,郁金9g,荆芥9g,防风9g,柴胡9g,前胡9g,羌活9g,独活9g。7剂。二诊:2001年7月9日。服药后,大便增多,怕冷,自汗,口干口苦,夜寐少。舌红,苔薄白,脉细。拟以调和营卫为法。处方:荆芥9g,防风9g,柴胡9g,姜半夏9g,羌活9g,独活9g,川楝子9g,延胡索9g,焦六曲9g,谷芽9g,麦芽9g,鸡内金4.5g,淫羊藿12g,当归12g,赤芍18g,白芍18g,细辛4.5g,徐长卿30g,威灵仙9g,莪术12g。14剂。三诊:2001年7月23日。发热,体温在38℃左右波动,午后加重,怕冷,自汗,头昏,背部冷,稍咳,痰白。舌红苔白,脉细弦。处方:柴胡9g,前胡9g,荆芥9g,防风9g,羌活9g,独活9g,葛根9g,青皮9g,陈皮9g,姜半夏9g,佛耳草9g,蚤休9g,江剪刀草15g,全瓜蒌12g,淫羊藿9g,女贞子12g,杜仲9g,补骨脂12g,川桂枝6g,赤芍18g,白芍18g,徐长卿15g。14剂。四诊:2001年8月6日。热退,痰黄,舌红,苔薄白腻,脉小弦。拟以化湿健脾为法。处方:柴胡9g,前胡9g,荆芥9g,防风9g,辛夷4.5g,黄芩12g,佛耳草12g,蚤休9g,徐长卿15g,补骨脂12g,川桂枝6g,六月雪12g,板蓝根15g,平地木30g,川厚朴4.5g,猪苓12g,茯苓12g,薏苡仁18g。14剂。五诊:2001年8月20日。热平,咳嗽,鼻涕多,盗汗,怕热,纳便调,夜寐差。舌脉如前。处方:淮小麦30g,炙甘草9g,炒酸枣仁9g,徐长卿12g,威灵仙9g,藿香9g,佩兰9g,牡丹皮9g,功劳叶15g,平地木30g,川厚朴4.5g,六月雪12g,补骨脂12g。14剂。六诊:2001年9月3日。外感后,痰多,鼻塞,涕黄,盗汗减少,睡眠好转。舌红,苔薄白,脉细。处方:前方去平地木、功劳叶、厚朴,加黄芪15g,防风9g,白术12g,炙款冬花12g,炙紫菀9g,天竺子9g。14剂。七诊:2001年

9月17日。咳嗽,疾少色白,鼻塞,怕冷,乏力,腰酸,脉细。邪渐去,正未充,以益气健脾,补肾继治,佐以安神。处方:黄芪15g,防风9g,白术12g,淮小麦30g,炙甘草9g,炒酸枣仁9g,徐长卿12g,威灵仙9g,藿香9g,女贞子12g,杜仲9g,淫羊藿12g。14剂。随访:以健脾散结、补肾填精法善后,整个治疗中患者未服用激素,病情稳定。

验方来源 邵长荣工作室. 邵长荣学术经验撷英. 上海中医药大学出版社,2004:62

临证阐释 在肺结节病的辨证过程中,邵老喜用理气散结、健脾益肾法。"人身诸病,多生于郁",气血和畅则百病不生,一旦郁滞则出现气滞、湿阻、痰凝、血瘀等诸证。因此,病在气血,则以调气解郁、化痰消结、活血散瘀为重;在脏腑,则以固肺、健脾、补肾为要。本案患者素体虚弱,病后体虚,表虚受风,以致营卫不和,腠理不密,故首诊以桂枝汤加味治之。桂枝温经解肌,白芍药和营敛阴,两药合用,一收一散,调和营卫,配以胡颓叶、淫羊藿、鹅管石温肺化痰;配以川楝子、炒延胡索、广郁金、柴胡以疏理肝气。二诊,表邪未尽,正气不足,则在调和营卫的基础上,渐加淫羊藿、女贞子、杜仲、补骨脂等补肾填精,以及徐长卿、威灵仙、藿香、佩兰、薏苡仁等化痰散结通络之品,以收扶正达邪之功。

4. 邵长荣治疗肺结节病验方(2)

药物组成 桑白皮,桑叶,平地木,功劳叶,薏苡仁,川厚朴,猪苓,茯苓,防风,防己,女贞子,杜仲,淫羊藿,莪术,天门冬,麦门冬,肉苁蓉,牡丹皮,威灵仙,巴戟天,生甘草。

用药方法 水煎服,每日1剂,早晚分服。

适应病证 使用激素后,活动时气急,容易发热,纳便调,夜寐容易惊醒,自汗,喉中有时有痰,舌质红,舌苔白腻,脉弦。证属肝郁肾虚证。

病案举例 张某,女,39岁。初诊:2001年4月24日。主诉:气急、乏力半年。病史:患者2000年11月自我体检发现右侧锁骨上淋巴结,在胸科医院活检诊断为肺结节病,目前服用强的松40mg/d治疗。用药后感觉乏力,活动时气急,容易发热,纳便调,夜寐容易惊醒,激素减量过程中,曾经出现病情反复,外院建议配合中医治疗。舌质红,苔

白厚而干,脉弦。辨证:肝郁气结,营卫不和,脾肾不足。治则:平肝和营,健脾益肾。处方:桑白皮9g,桑叶9g,桑椹子9g,桑寄生12g,平地木30g,功劳叶15g,何首乌12g,淫羊藿12g,徐长卿15g,川芎9g,石菖蒲9g,威灵仙9g。7剂。二诊:2001年4月30日。气急好转,乏力如前,自汗,怕冷,喉中有时有痰,夜寐少。舌质红,舌苔白腻,脉弦。证属气郁痰凝,治以疏肝健脾散结为主,佐以安神。处方:柴胡9g,前胡9g,郁金9g,桑白皮9g,桑叶9g,桑椹子9g,瓜蒌仁12g,淮小麦30g,炙甘草9g,炒酸枣仁9g,淫羊藿18g,生牡蛎(先煎)30g,潞党参9克,猪苓12g,茯苓12g,黄芪30g,莪术12g,肉苁蓉9g。14剂。三诊:2001年5月14日。怕冷,气急、乏力均有所好转,胃纳佳,大便调,舌苔白腻渐化,脉小弦。辨证治疗如前法。处方:桑白皮9g,桑叶9g,平地木15g,功劳叶9g,淫羊藿9g,莪术12g,黄芩12g,淮小麦30g,炙甘草9g,炒酸枣仁9g,牡丹皮9g,肉苁蓉9g,黄芪15g,猪苓12g,茯苓12g,防风9g,防己9g,女贞子12g,杜仲9g。14剂。四诊:2001年5月28日。面部稍有浮肿,有时咯吐少量白痰,舌质红,苔薄白腻,脉小弦。处方:桑白皮9g,桑叶9g,平地木30g,功劳叶15g,薏苡仁18g,川厚朴4.5g,猪苓12g,茯苓12g,防风9g,防己9g,女贞子12g,杜仲9g,淫羊藿12g,莪术12g,天门冬12g,麦门冬12g,肉苁蓉9g,牡丹皮9g,威灵仙9g,巴戟天9g,生甘草15g。14剂。随访:以健脾益肾、平肝固肺法,继续调养至2002年8月5日患者完全停服强的松,未出现病情反复,多次复查胸片及CT纵隔形态恢复正常,纵隔内尚可见2枚约1~1.5cm淋巴结,患者已经完全恢复工作生活,经常出差,无任何不适。

验方来源 邵长荣工作室.邵长荣学术经验撷英.上海中医药大学出版社,2004:64

临证阐释 肺结节病激素治疗过程中,由于药物副作用,患者往往容易出现乏力、烦躁、月经不调以及脂肪重新分布等诸多不适,影响患者的依从性,同时在激素的减量中,也常见病情反复,致使治疗过程延长。对激素的副作用,中医辨证多从肝郁肾虚考虑,而肾虚根据表现不同有肾阴虚和肾阳虚之分,后期多表现为阴阳两虚。温阳药物如肉苁蓉、淫羊藿、附子、肉桂都可以促进正常雄性大鼠皮质酮的分泌,其中肉苁蓉和淫羊藿尤其明显,临床研究发现,具有减轻外源性糖皮质激素副作用的神经内分泌免疫学效应；而灵芝、猪苓、五味子、巴戟天等都可以增加下丘脑-垂体-肾上腺皮质轴系统功能。

（樊茂蓉）

向您推荐

做自己的营养医生

孕妇产妇乳母合理营养 ABC	10.00
肥胖症的营养治疗	10.00
中老年营养与健康	10.00
探索钙的世界	10.00
各类手术病人的营养治疗	12.00
漫谈营养与健康	10.00
健康宝宝营养指南	10.00
糖尿病的营养治疗	11.00
高血压的营养防治	8.00
癌症的营养防治	8.00

注:邮费按书款总价另加 20%

图书在版编目(CIP)数据

呼吸系统疾病验方妙用/苗青,赵兰才主编.-北京:科学技术文献出版社,2010.6
(中医专病专科临床实用技术丛书)
ISBN 978-7-5023-6654-4

Ⅰ.①呼… Ⅱ.①苗… ②赵… Ⅲ.①呼吸系统疾病-验方-汇编 Ⅳ.①R289.5

中国版本图书馆 CIP 数据核字(2010)第 060902 号

出　版　者	科学技术文献出版社
地　　　址	北京市复兴路15号(中央电视台西侧)/100038
图书编务部电话	(010)58882938,58882087(传真)
图书发行部电话	(010)58882866(传真)
邮购部电话	(010)58882873
网　　　址	http://www.stdph.com
E-mail:stdph@istic.ac.cn	
策　划　编　辑	薛士滨
责　任　编　辑	薛士滨
责　任　校　对	赵文珍
责　任　出　版	王杰馨
发　行　者	科学技术文献出版社发行　全国各地新华书店经销
印　刷　者	北京高迪印刷有限公司
版　(印)　次	2010年6月第1版第1次印刷
开　　　本	650×950　16开
字　　　数	158千
印　　　张	11.25
印　　　数	1～5000册
定　　　价	16.00元

ⓒ 版权所有　　违法必究

购买本社图书,凡字迹不清、缺页、倒页、脱页者,本社发行部负责调换。